エリオット・P・ジョスリン
糖尿病診療のパイオニア

著　ドナルド・M・バーネット（ジョスリン糖尿病センター顧問）
訳　堀田　饒（中部ろうさい病院名誉院長）

ELLIOTT P. JOSLIN, MD : A CENTENNIAL PORTRAIT

DONALD M. BARNETT, MD
Joslin Diabetes Center

日本語版の序文

エリオット・P・ジョスリン（〝EPJ〟）に就いてのこの伝記の贈物を、日本の読者の皆さんにお届け出来ることにとても満足しています。

このエッセイは、ジョスリン医師の七十年という経歴を追悼する目的で、十年以上も前に書かれました。出版当時、彼が創始した施設、マサチューセッツ州ボストンにあるジョスリン糖尿病センターは百周年という記念すべき年を迎えていました。EPJは得られるものが少なかった時に、進歩した糖尿病の医療を開拓しました。そして初期治療の重要な形態として、彼の糖尿病患者教育への挑戦は、長い間踏襲されて来た健康状態を管理する従来の方法を変えました。臨床上の懸念の中で、EPJは医科学者、臨床医、そして患者との間にチームワークの必要性を強調しました。

ジョスリン医師は、当初から糖尿病患者さんに対して恐れを知らない支持者でした。ここに略述された医学に於ける彼の人生の物語は、遭遇した無数の挑戦に直面して、彼の勇気と粘り強さを明らかにしています。糖尿病は悪鬼でした――彼が予測していた徐々に進展する病気は、正しく蔓延することになりました。全《あら》ゆる苦労の中で、ＥＰＪは楽天家であり続けました。記念碑に刻まれた一つの文章は、彼の長い奉仕の人生で彼に帰したどんなこととも同じく、この精神を捉えています。その警句は、二十世紀の変わり目に、彼の敬愛する師であるドイツのストラスブルグ大学教授ベルンハルト・ナウニンによるもので、彼によって取り入れられました。

糖尿病を早期に診断しなさい
病状を精力的に治療しなさい
小康状態を目指しなさい

ジョスリン医師の遺産は今日に引き継がれ、努力を注いだその大部分が上記の引用文に取り込まれていて、読者の皆さんはこのエッセイを読まれて理解されることでしょう。それは、辿《たど》ること、例えば自分の糖尿病を注意深く監視することが重要であるという智恵を暗示しています。平易に言えば、病状日誌は病気を追跡する上で、用心深いそれら患者さん達にとって、そして彼等をケアする専門家達にとっても重要なのです。

糖尿病患者さんへのご褒美は、素晴らしいもの——より長く、より健康な生活を送れることです。

ご多幸をお祈りします。

二〇一六年　マサチューセッツ州ボストンにて

D・M・バーネット

訳者序文

この度、「エリオット・P・ジョスリン―糖尿病診療のパイオニア―」（原題：Elliott・P・Joslin, MD：A Centennial Portrait）」が、日本糖尿病協会から理事長 清野裕先生の計らいで〝世界糖尿病デー十周年〟を記念して出版される運びとなりましたのは訳者にとって望外の喜びです。原著者は、一時期ジョスリン医師と御一緒にお仕事をされてみえたドナルド・M・バーネット先生です。先生とジョスリン糖尿病センターの御厚意により日本語に翻訳したもので、ジョスリン医師の生涯とその活動がエッセイ風に纏め上げられた伝記です。二十世紀に於ける医学の最大の発見とされるインスリンが糖尿病治療に導入される前後の事情を知るには、当時北アメリカ大陸ではこの領域に於ける先駆者の一人とされたジョスリン医師の活動を通して、その実態を学び識ることに過ぎるものはありません。

糖尿病の診療に携わる方で、インスリンの発見でノーベル生理学・医学賞を受賞したカナダの医師フレデリック・グラント・バンティング（一八九一〜一九四一）と糖尿病臨床のパイオニアであるアメリカの医師エリオット・プロクター・ジョスリン（一八六九〜一九六二）の名前を知らない人は少ないのではと思います。そんなジョスリン医師が立ち上げた業績の多くが、今日の糖尿病の診療および臨床研究に色濃く引き継がれています。彼の創始した多くの業績の中でも、今日の糖尿病のチーム医療あるいは糖尿病の疫学調査の走りはその一つと言えます。本書を繙《ひもと》かれることで、前述の詳細が明らかとなり、また当時に於ける医療スタッフと患者さんとその家族との関わりが窺い知れて、人によっては今日の日常診療あるいは療養生活に於いて参考になるばかりか反省させられる面も少なくないのではと思います。

読者対象は、前述の記述からも明らかな様に、糖尿病の診療に携わられる医療スタッフに限られたものではなく、他疾患の診療に関わる医療スタッフはもとより、糖尿病患者さんとその家族の方々にも読んでいただきたいものです。広い読者対象を念頭に置いて、可能な限り読み易く、内容の分かり易い文章にすることを心懸けてみました。本書が、糖尿病に関わる方々に限られることなく、多くの方々に読まれて日常に於ける診療と療養のより良い在り方のヒントになればと願っています。

二〇一六年十一月吉日

世界糖尿病デー十周年を迎えて

堀田　饒

刊行によせて

堀田饒先生は、糖尿病医療界きっての文筆家でいらっしゃり、その才能は学術書にとどまらず、一般読者に向けた書物においてもいかんなく発揮されています。日本糖尿病協会の協会誌「糖尿病ライフさかえ」に、二〇〇七年から二〇一二年まで六十七回にわたり連載された「切手にみる、糖尿病の歴史」は、先生が収集された糖尿病に関する貴重な切手を切り口に、糖尿病医療の歴史を主な読者である患者さんに伝えるという意欲的な企画で、同連載は、後に単行本として出版されたことからも、読者に愛された特集であることが伺えます。

また、堀田先生は、日本糖尿病協会・日本糖尿病学会の国際交流委員として、早くからＩＤＦ（国際糖尿病連合）の会議に参加し、二〇〇四年から二〇〇九年までは IDF Central の副会長を務めておられます。六年の任期中、ＩＤＦが目指していた「糖尿病の脅威に関する国連決議採択」に向けて、各国の糖尿病団体の意見調整を行うなど、世界の糖尿病対策に関わってこられた国際派でいらっしゃいます。現在、十一月十四日の世界糖尿病デーには、日本を含む世界中の著名な建造物が「Unite for Diabetes（糖尿病に対して団結して闘おう）」のシンボルカラーであるブルーにライトアップされますが、このブルーライトアップを企画したのも堀田先生でいらっしゃいます。

こうした堀田先生が、今回、非常な熱意を持って翻訳に取り組まれたのが、本書「エリオット・P・ジョスリン―糖尿病診療のパイオニア―」です。原書は、ジョスリン糖尿病センターの前身であるジョスリンクリニックでアメリカ糖尿病医療の黎明期を同医師とともに過ごしたドナルド・M・バーネット博士によるものであり、糖尿病臨床の父と称されるジョスリン医師がどのような信念を持って日々の診療にあたっていたか、患者さんにどのような姿勢で接し何を伝えていたかが、博士の目を通して描かれています。一九九八年に開催された「ジョスリン糖尿病センター開設百周年記念シンポジウム」の出席者のみに記念品として配布された、世界に数百冊しか存在しない、たいへん貴重な書籍と伺っています。

今回、堀田先生から翻訳出版のご相談をいただいた際、私は本書が医療者、患者さん双方にとって必ず有益な書物になることを確信し、日本糖尿病協会として出版のお手伝いをすることを決意いたしました。糖尿病診療に携わる現職の医療者の方々、これから糖尿病医療の道を目指す若い学生の皆さん、そして毎日を糖尿病とともに生きる患者さんにとってみても、糖尿病医療の礎を築いた先達と彼らが関わった患者さんの思いに触れることは、日々を振り返り未来を見つめる上でたいへん有意義なことであり、本書は、その貴重な体験をさせてくれるタイムマシンであるといえます。

ぜひ、本書を水先案内人として糖尿病の歴史を知る旅に出ていただきたいと思います。

公益社団法人日本糖尿病協会　理事長
関西電力病院　総長
清野　裕

目次

日本語版の序文 iii
訳者序文 vi
刊行によせて ix
序文 …… 2
オックスフォードからボストンに、そしてヨーロッパに 6
第1章　一九〇六年—最初の住所：ベイ・ステート通り八一、ボストン …… 13
ジョスリン医師の診療所 17
オスラーの教科書 18
ジョスリン医師の初期の論文：一八九八—一九〇六 20
ジョスリン医師の台帳 22
最初の登録：メアリ・ヒギンス 26
ジョスリン医師の継続する教育：一九一〇—一九三〇 28
二人のバック・ベイの女性 29
症例八：ジョスリン医師の母親 29

症例五九六：フランシス・カボット・パットナム　33
フレデリック・アレン：糖尿病研究の仲間―旅人　38
若い研究者　43
将来へ向けての大躍進：一九一四―一九一六　48
インスリンの前夜　58
インスリン　62
ジョスリン医師の仕事に対するインスリンの衝撃　66
症例二三八三：ノーベル賞受賞者　68
ハリエット・マッケイ、訪問看護師、そしてジョスリン医師の台帳　症例二四一九　75
患者報告書と患者教育の向上　80
インスリンの後遺症　83
患者治療に対する特別プログラムの創作　84
足病変チーム　86

第2章　一九三四年―二番目の住所：ベーカークリニック、ディーコネス通り、ボストン……91

初期インスリン時代―教科書の第五版　94
ジョスリン医師の初期の仲間　98
患者へのメダル　107

第3章　一九五七年――三番目の住所：ジョスリン通り（広場）一五とピルグリム通り一七〇、ボストン …… 113

賞賛の時　114
優しい別れ　120
変革の嵐　122
ジョスリンクリニック　125
論争の時代　126
グルコース過剰　132
遺伝の特質　134
大学グループによる糖尿病プログラム　135
妊娠　138
症例一四〇六四：ミニエ・K　141
ジョスリン医師の勝利　146
一九五五年：ジョスリンビルディングの開所式　151
誇りにすること――夢が現実のものとなる　155

エピローグ：最後の肖像写真 …… 161

訳者あとがき　167
人名索引　174

著者紹介

ドナルド・M・バーネット医師は、三十五年間ジョスリン糖尿病センターのジョスリンクリニックでスタッフの医師を務め、一九六〇〜一九六二年にかけてエリオット・P・ジョスリン医師と一緒に働いていた。一九八九〜二〇〇〇年にかけて、彼はジョスリン歴史委員会の委員長を務め、二〇〇〇年以降は顧問、歴史家そして館長としてジョスリンに関わって来た。

現在、バーネット医師はジョスリン医師の完全な伝記を仕上げることに没頭している。この物語のタイトルの仮称は、〝ジョスリン、アメリカの最初の糖尿病専門医、ボストンのエリオット・P・ジョスリンの生涯と時代〟である。この初めての伝記は、二〇一七年に出版されることが決まっているが、長年に亘って求められており、このエッセイ A Centennial Portrait（百年の肖像写真）に基づいて紡がれている。そこには、ジョスリン医師の〝心のふる里〟に就いてジョスリン糖尿病センターの保存記録から追加された資料が含まれ、そして五十年前に彼が亡くなって以降、糖尿病に於ける世界の舞台に及ぼしたジョスリンの影響に関する見解が追加されている。

近く発表されるジョスリン医師の伝記に就いての全ての問い合わせは、ジョスリン糖尿病センターの記録保管人と副館長に照会されると良い。

エリオット・P・ジョスリン

糖尿病診療のパイオニア

序文

ジョスリン医師は一世代前に亡くなったが、彼が残した遺産は糖尿病の患者さんにとって依然生き生きしたものとして残されている。彼の先見性、献身そして決断力は、独力で英語圏の医学界の関心を糖尿病に集中させ、糖尿病の患者さんの為に進歩した治療、そしてより長く、より健康な一生に向けた取り組みの先鞭をつけたものである。

最近の出来事としてジョスリン医師の死を心に思い浮かべることは、彼の生涯と時代になじみの薄いアジア諸国の読者の手助けになりうるであろう（死亡記事は、著しい簡潔さと総体的な見方の欠如にも拘《かかわ》らず、結局のところ伝記の一つの型なのである）。再構築された死亡記事に関心を持って辿《たど》るこのエッセイは、彼の生涯と経歴に就いて意義深い様相を展開するだろう。

一九六二年一月三十日、月曜日

死亡記事：〝エリエット・P・ジョスリン医師亡くなる、享年九十二歳〟

エリオット・プロクター・ジョスリン、糖尿病領域の医学専門家で先駆者が、彼のロングウッド・タワーズの家で一月二十九日睡眠中に亡くなった。彼はその朝、コープリー広場のオールド・サウス教会での礼拝に出掛けた。そして寒い天候にも拘《かかわ》らず、彼の習慣であった如く、地下鉄で帰宅した。

ジョスリン医師は、この市で最もよく知られていた医師の一人で、六十四年間医療を生業《なりわい》として来た。五十年間、彼はケンモーア広場に隣接した、ベイ・ストリート通り八一に在る彼の二階建ての住宅で内科の医療グループ診療を続けて来た。数年を経て、このチームはジョスリンクリニックへ発展した。一九二二年、ジョスリン医師と彼の主任助手であるハワード・ルート医師は、標準規格の商業インスリンを処方することになったアメリカで最初の医師だった。

一九五六年、ジョスリン医師は五十名の職員からなる彼のクリニックをニューイングランド・ディーコネス病院に隣接するピルグリム通りの近代的な施設に移した。そしてこの地域に在るジョスリン公園とジョスリン通りは、いずれも彼の名誉を称えて市によって命名された。

診療開始時から、彼は彼自身と彼の同僚の為に、糖尿病という病気の多くの様相に就いて研究することと報告することに重点を置き、これを治療の実践に結びつけるという二元的な働き方を奨励した。ジョスリン医師は、ディーコネス病院、ハーバード大学医学部そして一九五三年に設立した彼自身の糖尿病財団にとって卓越した資金調達者であった。

ジョスリンは、糖尿病患者の為に教育を立ち上げたことで、最もよく知られていた。彼は、血管合併症と糖尿病性アシドーシスの予防ばかりでなく、病気の早期の発見と早期からの治療の重要性を強調した。彼の名前は、食事療法に従うこと、インスリンの調整、そして一般的な予防医学の詳細に関する要求と同義語になった。病気に罹患した人に対する〝最終的な結果として生じた事態〟の統計を重視して、一定集団に於ける糖尿病の問題に就いてのジョスリンの研究（疫学）は、世界的に評価の高いものだった。

一九三四年、彼は糖尿病に捧《ささ》げた学術的研究の為の研究所を収容した、ニューイングランド・ディーコネス病院のベーカークリニックを立ちあげた。糖尿病に就いての彼のメッセージは、医者に向けては「糖尿病の治療」と題した彼の広く読まれた教科書、そして患者に向けては一般的な手引書「糖尿病マニュアル」によって価値が高められた。二つの出版物は、一〇版の改訂を重ねた。

ジョスリンは、六十歳の妻エリザベス・デニー・ジョスリンと三人の子供達よりも先に亡くなった。三人の子供達は、ニューヨークのメアリ・オットー、マサチューセッツ州ニュートンのアレン・ジョスリン医師そしてロードアイランドのエリオット・P・ジョスリン二世。彼はまた、主だった同僚よりも先に亡くなった。主だった同僚の医師には、ハワード・ルート、プリシラ・ホワイト、アレキサンダー・マーブル、ロバート・ブラッドリー、レオ・クラールそしてスイス人の研究者でベーカー研究所所長アルバート・リノルド。研究所は、近々ロングウッドとブルックリン大通りに近い、最近建造されたジョスリン施設に移る予定である。

この死亡記事の様々な版が、EPJの葬儀後に世界中の新聞および医学雑誌に載った（頭字語のEPJは彼の名前の頭文字を表わしていて、本書にみられる様に彼の同僚内で用いられていた）。彼の診療室は廃止され、ロールトップ机（訳者註：たゝみ込み式ふた付き机）、世紀の変わり目（十九世紀から二十世紀への変わり目）によく見られた典型的な〝フロイト氏〟の黒革片ひじ付きの寝椅子、そして彼の診察する部屋で用いられた脚の短い木製の三脚椅子が散乱していた。彼の部屋の壁と隣接した廊下を覆っていた、大小さまざまなサイズの額縁に入れられた多くの写真は取りはずされた。同様に、特別な原書に同じ言語で彼の覚え書きが刻まれた、英語、ドイツ語、フランス語の蔵書を揃えた彼の大きな私設図書館は、ますます増える患者のスペースとする為に片付けられた。

過去十年間に持ち上がったＥＰＪの全《あら》ゆる記憶に値する出来事の中で、彼の部屋の壁に飾られた〝イコン（肖像写真）〟は最も重要なものである。飾るために彼が選んだ写真は意味ありげに説明していて、彼の生涯で最もお気に入りだった人達、そして重要な情況を映し出していた。物語作家にとって、過去に基づいて今日の証言を書き留めることは、賢明なことである。

オックスフォードからボストンに、そしてヨーロッパに

三つの場所は、エリオット・プロクター・ジョスリン（一八六九〜一九六二）の生涯と

時代を形作るのに大いにかゝわっている。オックスフォードの町、ボストン市そしてヨーロッパ、とりわけ〝第一次世界大戦〟前のドイツは、彼の一代記を形作った。

最初の場所は、ボストンの西四〇マイル、マサチューセッツ州オックスフォードで、EPJの生誕地であった。小規模の農業と製造業の村落からなるオックスフォードは、彼の執筆に影響をもたらした農業に関する比喩の豊かな宝庫同様に、家族と友人に対して彼が最も大事にした心のふる里を彼に授けた。そこに、彼は一九〇九年以降、〝バファローヒルの農場〟と呼ばれた、三〇〇エーカーの労働に従事する農場と厩《うまや》を保持していた（図1参照）。彼は、南北戦争の四年後に生まれ、そしてほゞ一世紀後、アメリカのベトナム戦争参戦の直前、そこに埋葬された。

ジョスリンの生涯の物語に於ける第二の場所は、ボストンだった。この特定の住所は、〝糖尿病を研究し〟そして病気を持った〝それらの人々の管理〟に、彼が使命を遂行した場所を示している。彼は診療を、ケンブリッジへ通じるハーバード橋からほんの短い距離に在るマサチューセッツ大通りとビーコン街の、今日では混み合う角に近い、彼の両親の二階建て住宅で始めた。彼の生涯の活動を最も目立たせる特別な住所が、このエッセイの焦点

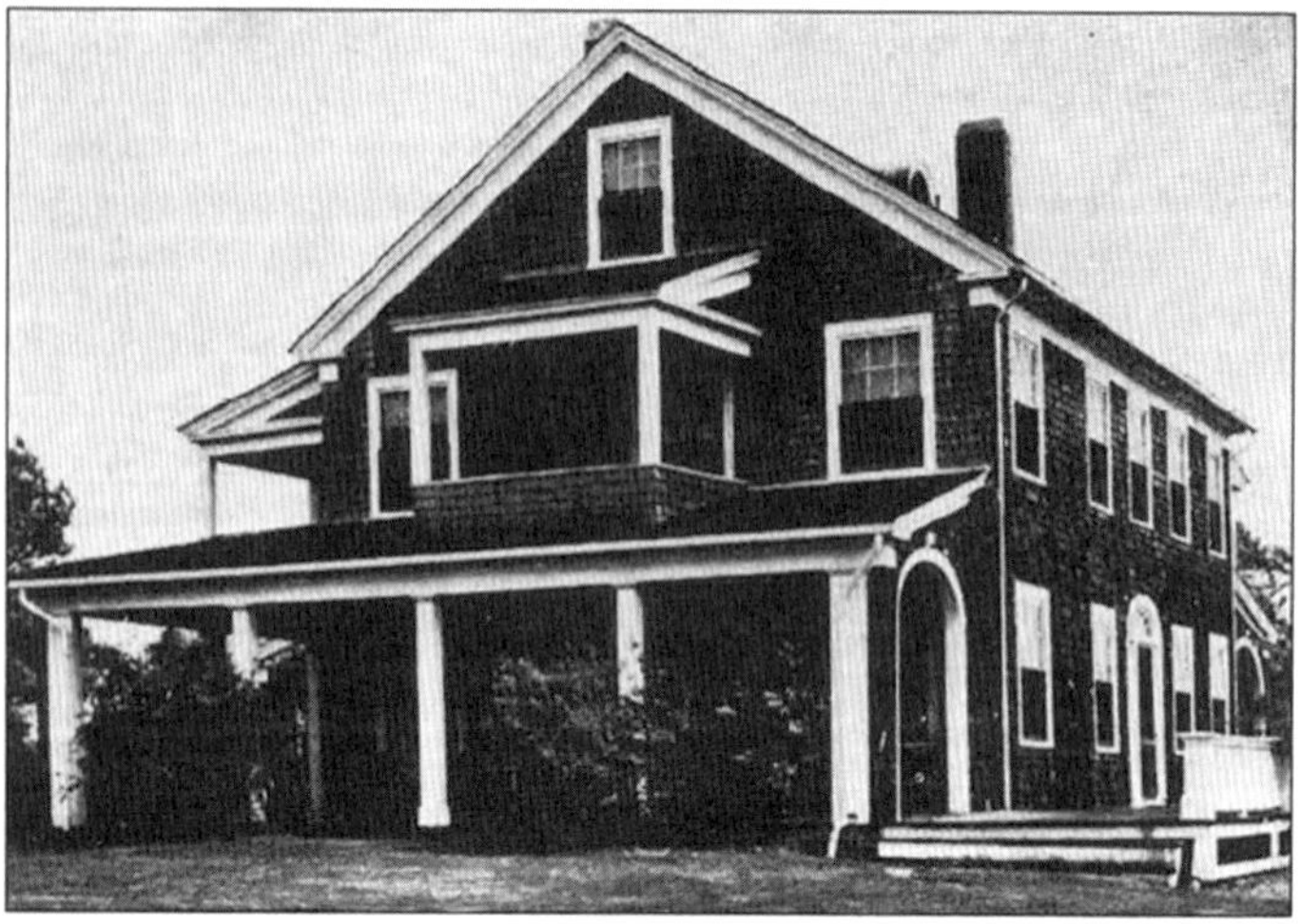

図１　バファローヒル

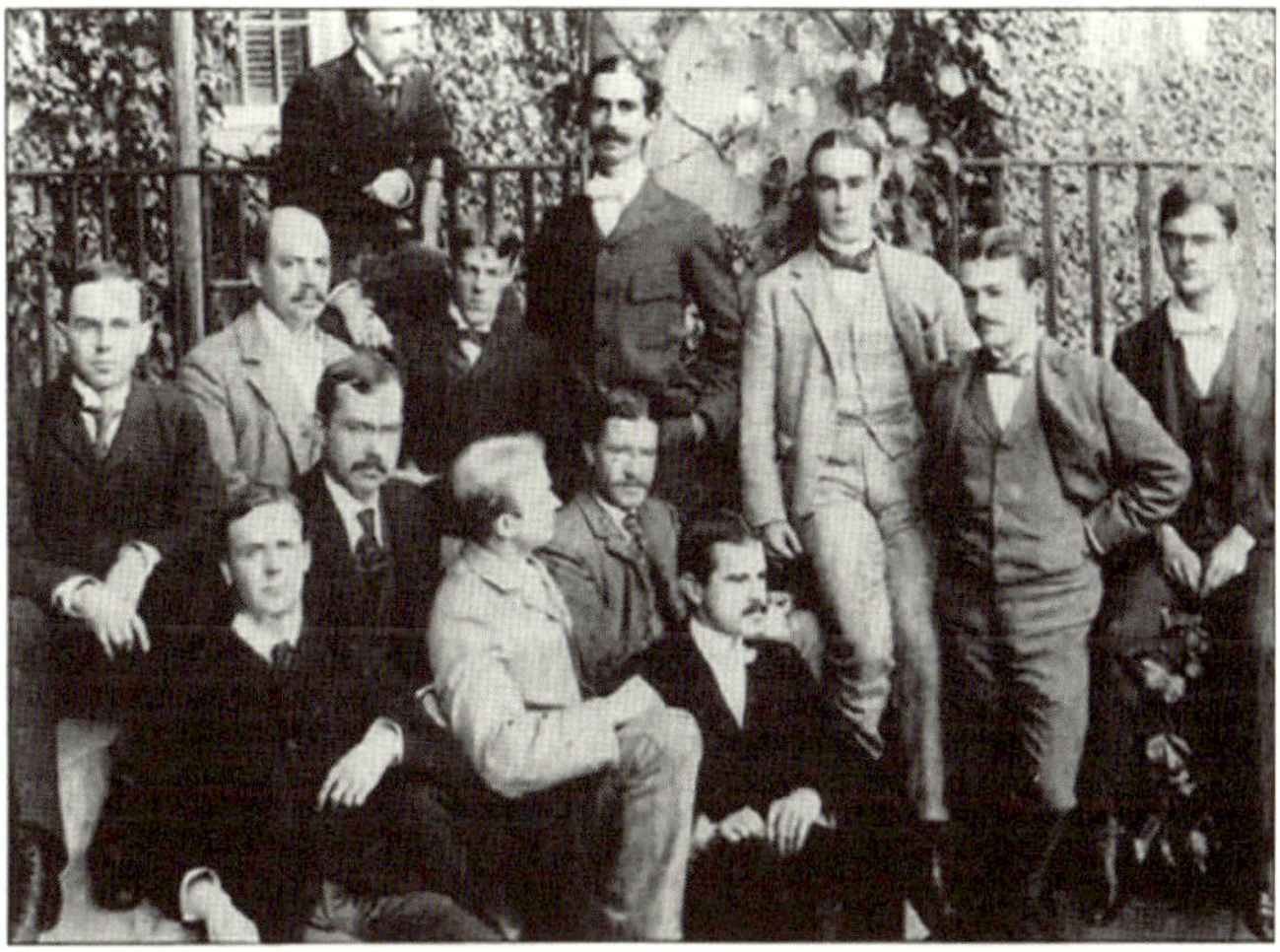

a.

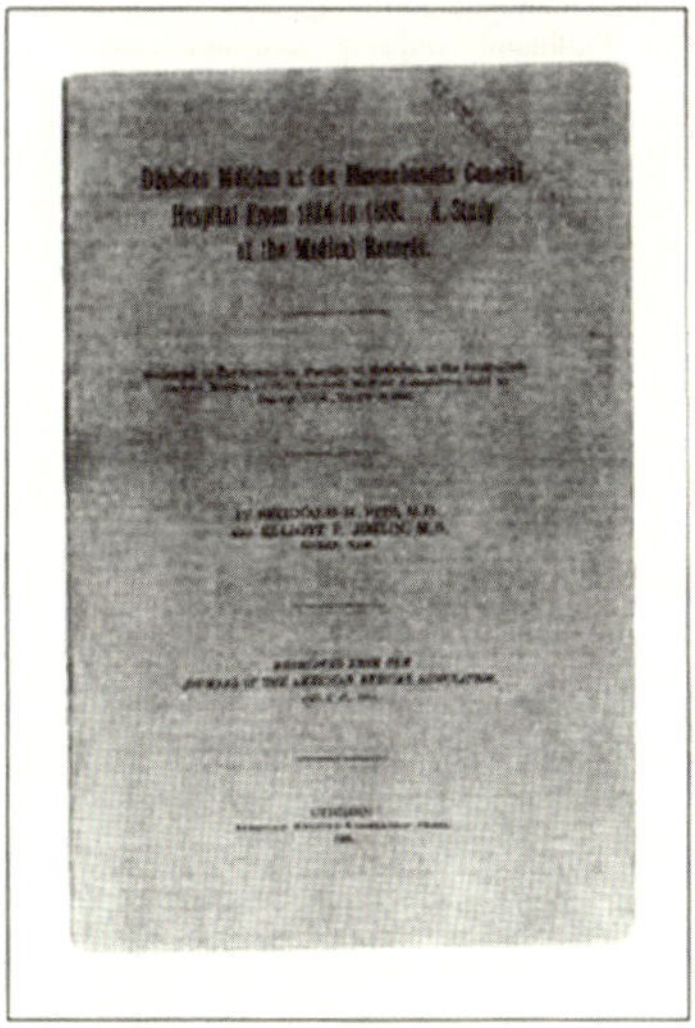

b.

図2　a. 医学研修生（医学生）と一緒の EPJ（最左端）—1897 ～ 1898
b. その年に書かれた糖尿病に関する最初の調査

である。

ジョスリン医師の活動の世界の中で第三の場所は、ヨーロッパ、言い換えれば一世紀前に〝ヨーロッパ大陸〟と呼ばれたところだった。彼は、初めはエール大学教養課程の学生として、一八八八年に彼の家族と一緒という形で、そして後にハーバード大学医学生として、そこに旅行をした。ジョスリンは二十八歳の時に、スイスでの徒歩旅行時に将来彼の妻となるマサチューセッツ州ブルックリン出身のアメリカ人女性に出会った。四年後に彼等は結婚した。ＥＰＪは生涯でほぼ二十回ヨーロッパを訪れた、と皆が語った。オーストリア―ドイツ医学は大学卆業後の彼に多くの着想を提供し、そしてこの地域はまた、彼の休暇に相応《ふさわ》しいお気に入りの場所となった。しかし、彼はいつもこれらの地域での逗留と職業上の旅行とを兼ねていた。晩年になって彼は、ジョスリンクリニックの医師呼び出しの職務当直表に〝休暇（vacation）〟という言葉の使用を好まないことを知らせた。婉曲的なアルバイト（arbeit：ドイツ語の〝仕事〟）という言葉が、同僚あるいは大学院生による医療業務で費やされるどんな時間を示すのにも用いられた。

ヨーロッパは、正しく彼等以前の世代の人々を鼓舞して来た如く、ＥＰＪのみならず彼の世代のアメリカ医学の将来の指導者達の多くをまた鼓舞した。彼等は皆、ストラスブルグおよびミュンヘンの様な要所となる都市を訪れ、そこで彼等は古典的な三つの異なった特徴を持った診療所を見学した。一世紀前には最高位の医学の中心的存在だったいずれもが、最初に地域全体の外来患者を診察する領域、次いで診断と治療の困難な患者が地域の医者によって照会される大学病院としての領域、そして第三に疾病の原因と治療を研究するのに利用された隣接する研究施設を持っていた。学部教授と養成課程中の若い教授は、疾病の経過を研究し、同時に根気のいる治療を向上させることが期待された。〝ベッドサイドに科学〟をもたらすためのこの負託は、二十世紀医学の素晴らしい台頭に一九世紀のドイツ科学がもたらした最も偉大な貢献だった。これら研究所の構想を抱くことは、若いエリエット・P・ジョスリンにとって無駄ではなかった。

七人中六人だけれど、一家の頭《かしら》皆が……［三つの］隣り合った家に住んでいて……平和な、楡の並木沿いの……街……ニューイングランドの田舎町で……糖尿病に屈した……誰も伝染病に就いて語らなかった……再発を予防するのに発生源の発見に採用されて来たであろう手段を考えなさい……（どうもそうらしいので）……もしこれらの死が猩紅熱、チフス熱あるいは結核が原因で発生していたならば……病気は糖尿病だったから、そして死は著しい年月を経て生じたから、死者は気づかれずに消え去った。

エリオット・P・ジョスリン――一九二一

第1章

一九〇六年—最初の住所：ベイ・ステート通り八一、ボストン

〝私は急いでいるけれども、私は決してあわててはいない〟

（ジョン・ウェスリー、選ばれた手紙［一七七七］）

一九〇六年は、若いジョスリン医師にとって最も忙しい時期だった。彼は三十七歳、開業して八年が経ち、二人の子供を授かった。その年は、彼の経歴が始まった年として考えられるかも知れなかった。この時期に、ジョスリン医師、彼の妻エリザベス、そして彼等の最初の子供メアリは、彼等のマールボロー街近くのアパートからベイ・ステート通りの新しい二階建て住宅の診療所へ移った（図3、4参照）。資金の一部分を妻が受け継いだ遺産で提供されたこのまばゆい家は、一九〇四年から一九〇六年にかけて建てられた。

エリオット・P・ジョスリンが五十年間居住することになったベイ・ステート通りは、

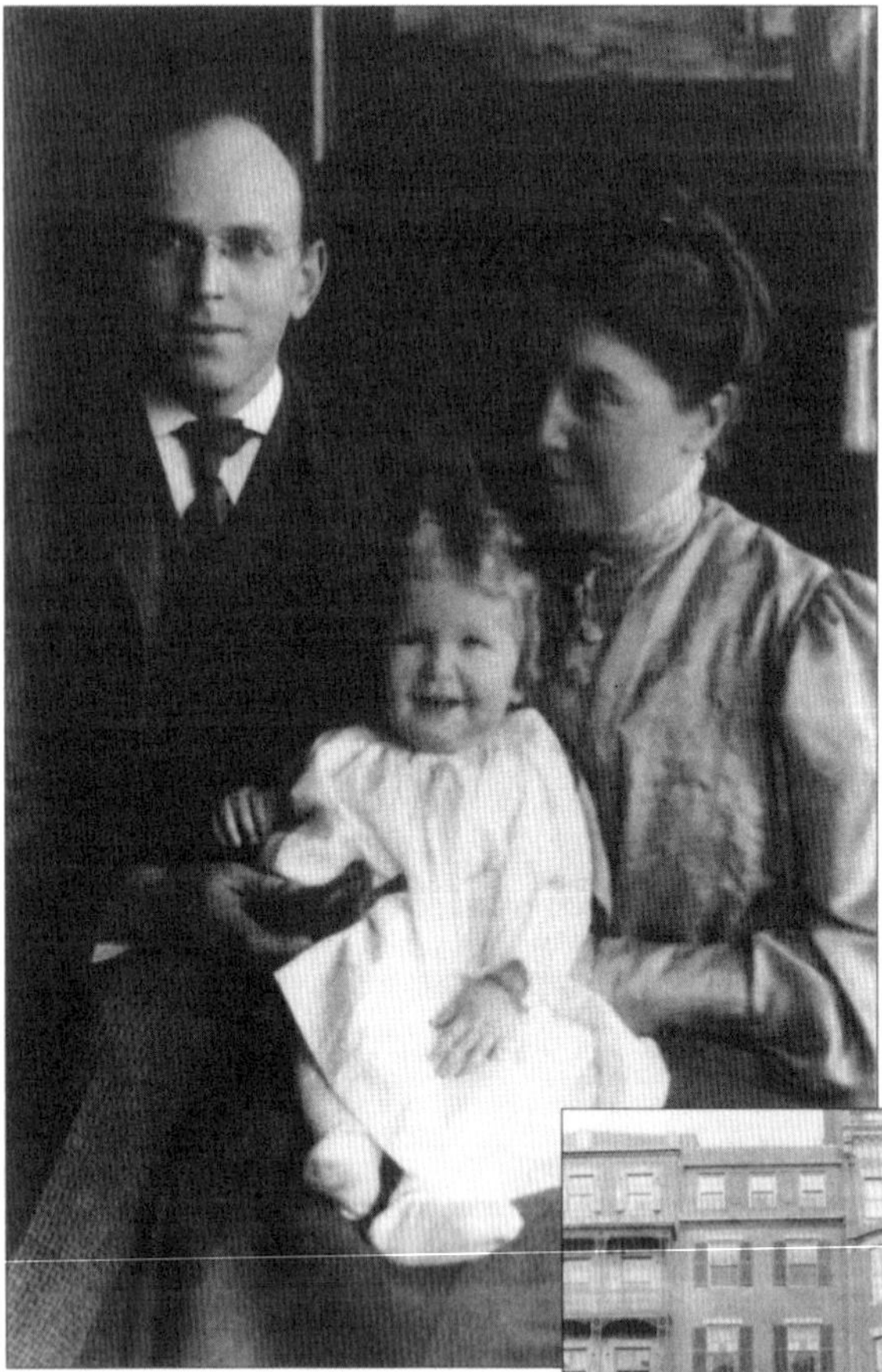

図4　EPJ、妻と娘メアリ、1905年

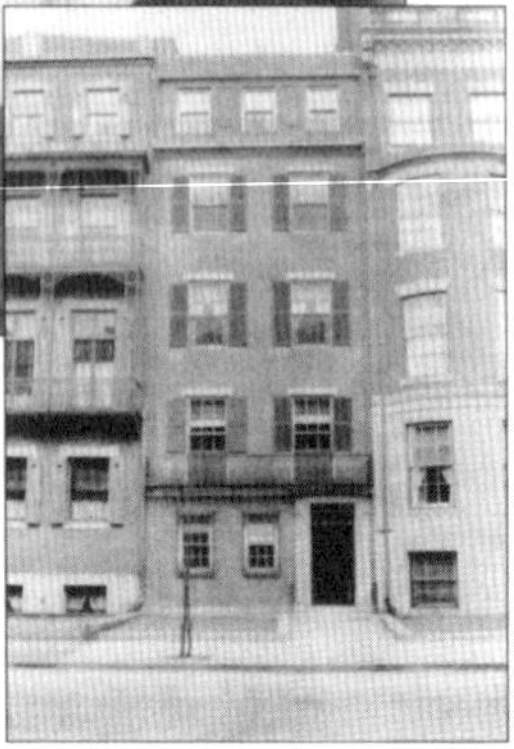

図3　ベイ・ステート通り81 ―外観―
大凡《おおよ》そ1912年

伝統的な美しい十九世紀のバック・ベイ・ボストンの正に端に位置していた。今日、それは大部分がボストン大学の内部構内となっていて、邸宅と同僚の住宅によって特色づけられている（ベイ・ステート通り八一は、現在ジョスリン・ホール、卆業生の寄宿舎である）。EPJが最初そこへ移った当時、それは多くの医師達に向けたロンドンタイプの所番地である〝ハーレー街〟への入口の地点だった。さらに、この通りに沿って、その地域にはこの上なく壮大な大邸宅のいくつかがあった。とりわけチャールス川に面した住宅は、コモンウェルス大通りに在るものと比べて劣らないものだった。ボストンのバック・ベイ地区は、ボストン公有地の西を走る長さ一マイル、六つの通りがある広大な地域である。それは、現在のケンモア広場、十九世紀から二十世紀への変わり目のオルムステッド公園、そしてEPJ時代の後に生じた河川路系で終わっている。ジョスリン医師の専門職の活動は、ボストンのこの部分の二マイル四方に集中していた。

図5は、ジョスリン医師と彼の医療スタッフがジョスリン糖尿病センターの現在の場所に移る準備をしていた五十年後に撮影されたもので、人を惑わすような大きい彼の住居の内部のいくつかを見せている。

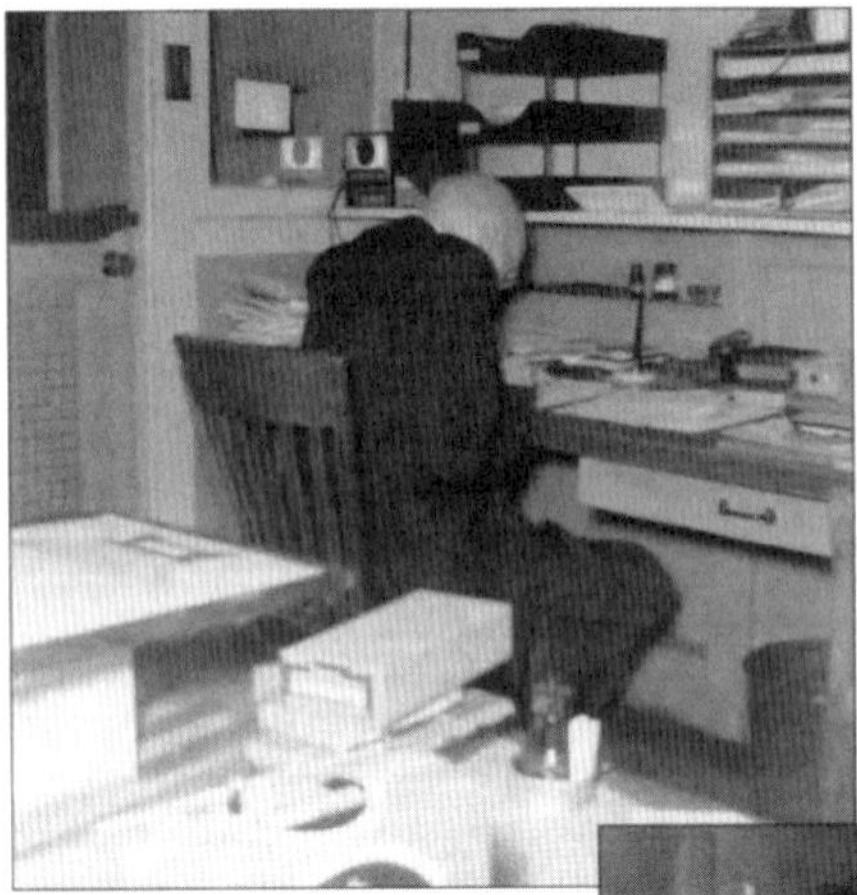

a.

b.

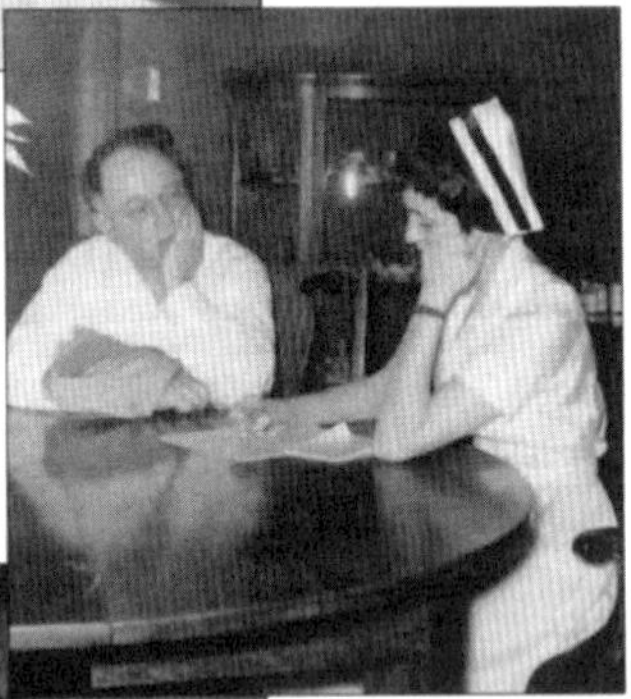

図 5　内部光景―ベイ・ステート通りの家／ジョスリンクリニックの診療所、凡そ 1955 年
a. 廊下詰所での EPJ
b. EPJ の食堂で患者を教える看護師
c. 改造された四階寝室の検査室技師

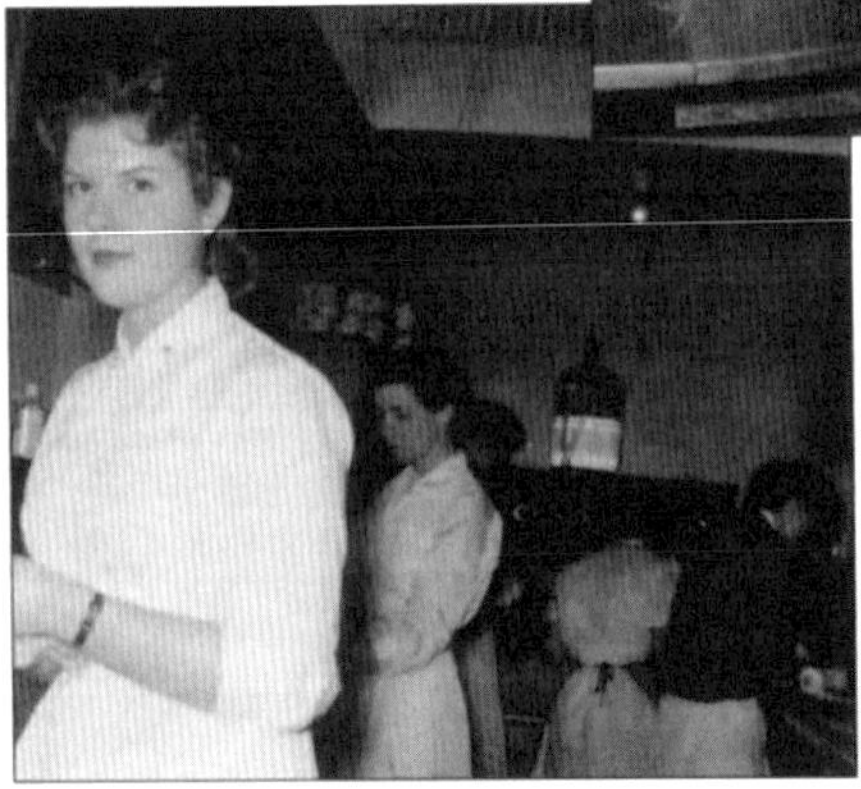

c.

ジョスリン医師の診療所

ジョスリン医師の診療所は、二階の正面左側にあった。ここが、彼の生涯の大部分にとって活動の中心となった。或る意味では、それは彼が町に居る一週間の内の六日と半日を過した彼の研究室だった。上品な邸宅と実際の診療所との組み合わせは、今日でもなお目撃者に明らかである。

食堂もまた、二階に位置していた。それは、マサチューセッツ工科大学が見えるチャールス川に面する大きな部屋だった。時を超えて、クリニックは個人に属する住居の全《あら》ゆる場所を呑み込んで仕舞ったので、この部屋は出版物を編集したり、そして看護師によって患者を教育したりするのに用いられた多目的な場所へと進化した。しかしこの部屋は――多分二十人を収容しえた机を備え――主としてＥＰＪの歓待用の階段教室の面影を残していた。友達、専門職の組織の会員、そして時には患者がフォーマルな昼食の折に、彼と一緒に会食することを誘われたであろう。また、第二次世界大戦以降、外国からの訪問者が非常に増えて来た。

もし、人が、それらの多くの年月を経る前に、彼の診療所に入ることになったならば、この大きな部屋で三つの品目が格別の注目を集めたことであろう。まず第一番目に、ウィリアム・オスラー卿によって著された医学教科書が彼の書棚で際立っていた。折り返しと飾り紐のついた茶色のリーガルサイズの書類ばさみが――そこには医学論文の別刷と普通の手書きの記述からなる〝進行中〟の論文とが収められているのだが、彼の机の上にあることがはっきりとわかったであろう。一四×一一インチのサイズの大きな台帳が、その当時多くのデパートメントストアで活用されていた、黒色の、装釘《そうてい》されたハードカバーの会計簿に似たものだが、それもまたはっきりと見えたことであろう。

オスラーの教科書

オスラーの教科書は、十九世紀から二十世紀への変わり目の多くの若い医師にとって主要な医学的資料であった。その時代の卓越した医学教師、ウィリアム・オスラー卿によって書かれたもので、最初は一八九二年に出版された新刊書を激賞されて、その後幾度となく再版されていった。一九〇五年の版は、六八八頁のうちの僅か一〇頁が病気、糖尿病に充てられていたにすぎなかった。しかも、それは、例えば恐らく遺伝性だが原因のはっきりしない疾病を収載した〝体質の疾病〟と副題を付けられた項に含まれていた。（一九〇五年に、オスラー自らがボストンのＥＰＪと他の若い教授四名に、ボルティモア、ニューヨーク、そしてフィラデルフィアから来た同じ様な規模のグループと一緒に、新しい組織「都市間クリニカル・クラブ」の会員の栄誉を与えた。医学界に於ける〝高位の聖職者〟によって有望な才能ある人として選ばれるのは、栄誉の特別なタイプであった。組織の一員であることが、医科学の進歩に対するＥＰＪの関心を助長した。そして自分の為にオスラーの理想を崇高に抱かせた。）

オスラーの教科書は、糖尿病が栄養の障害であり、遺伝が大きな役割を演じていて、そして〝患者は疾病の初期あるいは発症に先立って過度に肥満であった〟と言及していた。加えて、〝膵臓のランゲルハンス島の機能的器質性疾病〟が、重要であると考えられていた。〝これらの細胞の島が、恐らく解糖酵素を産生している。この物質は、炭水化物の適切な燃焼に必要と思われる。〟それは、［新しいジョンズ・ホプキンズ大学医学部で］ウェルチ医師の研究室のオピーの観察（訳者註：一九〇一年に、米国のジョンズ・ホプキンズ大学のユージン・オピーが、膵ランゲルハンス島細胞の障害が糖尿病発症と関連があることを病理学的に明らかにした。）が〝問題解決の手懸りになる〟かも知れないと考えられた。研究者達は、〝膵臓によって産生される解糖に関わる物質は、真の酵素ではなく、アドレナリン、そしてヨードチロシンの様な他のよく知られた内分泌物の成分とその特性に於いて密接に関連した物質である〟ことを示していた。

オスラーの教科書のこの短い項は、〝病気の発症は緩徐で、そして頻尿あるいは過度の口渇が、まず注意をひく〟、と言及することへ続いた。この章は、確定診断の手技として偏光器そして過度の高血糖の徴候としてβ－酪酸に触れていた。糖尿病の合併症は、腫物《はれもの》（おでき）と癰《よう》を含んでいた。患者はしばしば急性肺炎で〝命を奪われた〟。子供達の場合には、病気が〝急激に進行した〟、そして数日で死に至った。昏睡は、殆ど望みのない合併症だった。治療が効果のないのは明らかだった。この版で推奨された食事療法は、厳しく制限された炭水化物の成分比と組み合わせられた、主に蛋白質からなる食物を重要視していた。

ジョスリン医師の初期の論文：一八九八―一九〇六

ジョスリン医師は、診療行為をはじめた一八九八年から一九〇六年にかけての八年間で十七の論文を発表した。実地診療をする医師として、彼が書いた最初の論文は〝糖尿病治療は進歩したか？〟と題したものだった（図2参照）。この論文の考察部分から引用するのは興味深いことである。

……教科書は非常にしばしば［述べている］、糖尿病患者が目の前に現れた瞬間、実地医家は情熱を失ってしまうほど、糖尿病は治らない。

この悲観的な状況とは対照的に、希望に満ちた考えはナウニン［EPJによって大層尊敬されたドイツの教授］［の］ものである……以下の引用に於いて、〝発病時には明らかに重篤だった症例が、精力的な治療にさらされたのに比例して好都合な経過をとるのに対して、重篤な経過を辿《たど》る患者は、概して、入念な治療に出遅れたり、全くなされなかったりした人々である……私の考えでは、もっと広く、より明確な目的が治療に取り入れられるべきである。即ち、乱れた身体的機能の強化を、少なくとも身体的機能のさらなる崩解の阻止を目指して〟。考えのこの転換は、糖尿病の進歩した治療への我々の最初の第一歩である。

この引用文は、ストラスブルグ大学教授の仕事に対するジョスリン医師の賞賛とこの病気に罹患した患者の治療に楽観的であることの必要性の両方を示している。

ジョスリン医師の台帳

今世紀（訳者註：一九九〇年代）の最初の十年、内科の教授は疾病の研究に〝症例を重視した〟アプローチで仕事を行った。オスラーは、医療実体に就いて生来の因果的連鎖を確認する必要があると述べていた。加えて、これらの研究者達は、彼等の症例収集を介して、注意深い〝経過観察〟から疾病の成因を明らかにすることにあった。

その過程に於いて、診断時の疾病の〝説明〟として、一ダースかそれ以上の特徴と重要な臨床的事柄を載せている台帳は、これらのゴール到達に計り知れない手助けになったことであろう。診療記録は全体として、二十世紀の最初の十年は綿密な調査を受けていた。個々の症例に就いて走り書きしたり、理解出来ない記述は、その時代の教授達から激しい非難を得たりした。ジョスリン医師の同年輩だった外科医は、診療記録の整理と的確なものに作り変えることが強制的だったと遠慮なく語った。ジョスリン医師は、医療年代記を向上させることに興味を抱き続けた。彼は、病状経過のフォーマットに検査値を正しく記入する必要性に気付いた。この時期の彼の主たる学問的興味は、胃腸疾患の診断を高める検査室の測定法にあった。

台帳のフォーマットは、EPJの症例に関する個人収集のバックボーンとなった（図6参照）。EPJと彼の同僚は、糖尿病とそうではない患者とを分けて登録するシステムを守り続けた。一九二二年にインスリン注射が登場するまで、EPJの診療所を訪れた糖尿病の症例は、殆ど彼によって独占的に診察されていた。彼の初期の助手の一人は、患者は全てジョスリン医師によって診察されたので、その年（凡《およ》そ一九一五年）に助手自身が糖尿病患者を診ることは稀だったと書いていた。彼がベイ・ステート通りの住所に移った時に雇ったこれらの助手は、診断用検査で彼を手助けし、診断に関わる問題の全《あら》ゆる領域を調べるのに必要とされた。診断医としてのジョスリン医師の評判は、一八九五年に卆業生総代としてハーバード医学校を卆業した時から判っきりと高いものだった。一九〇六年にハーバード大学が苦心して作りあげた新しい医学部の開所式の時、彼は基礎科学分野同様に内科および外科分野の全てで上位四十人にリストアップされ、その学校の学部の尊敬される

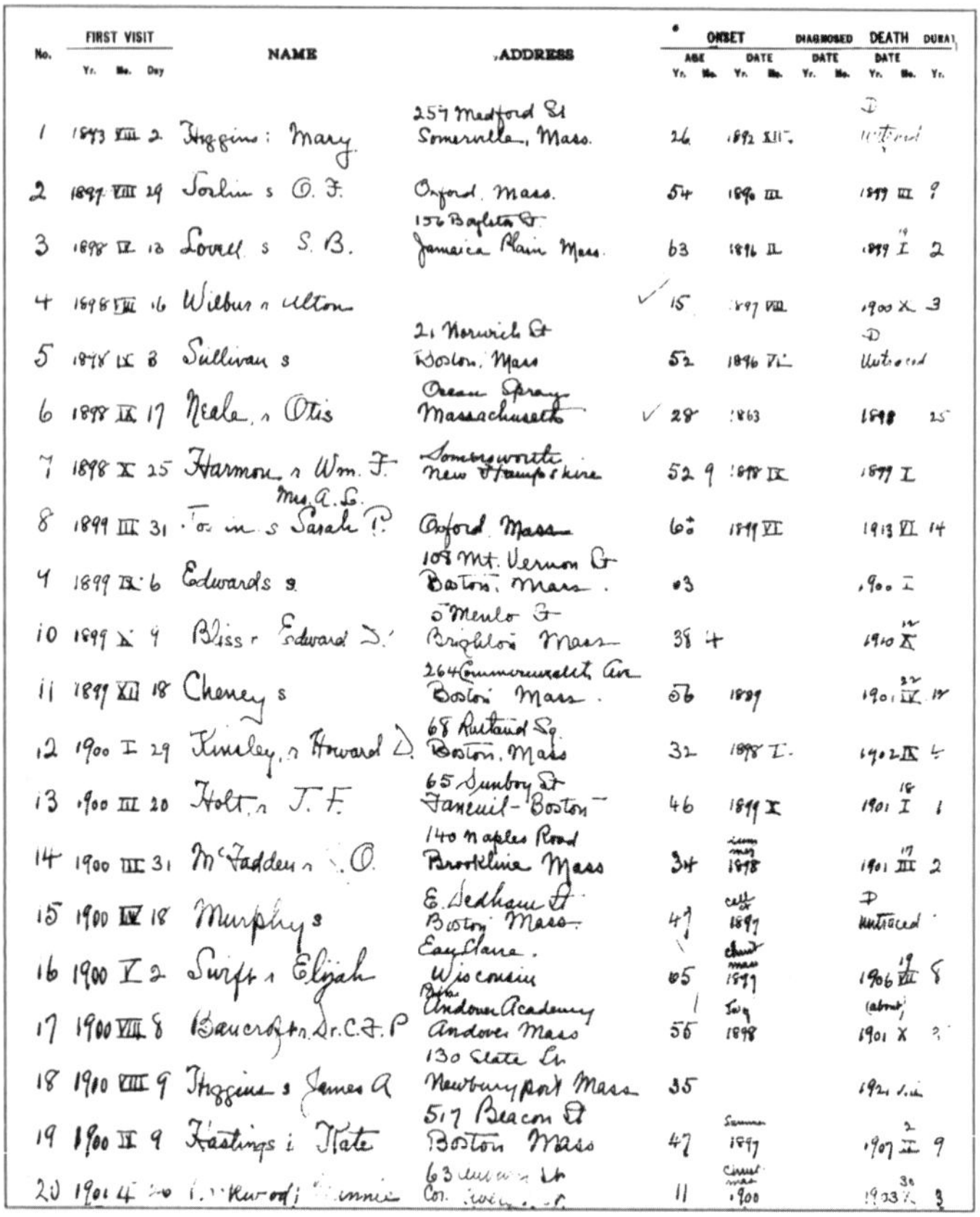

No.	FIRST VISIT Yr. Mo. Day	NAME	ADDRESS	ONSET AGE Yr. Mo.	ONSET DATE Yr. Mo.	DIAGNOSED DATE Yr. Mo.	DEATH DATE Yr. Mo.	DURA[TION] Yr.
1	1893 VIII 2	Higgins: Mary	257 Medford St Somerville, Mass.	26	1892 XII		D untraced	
2	1897 VIII 29	Joslin s O. F.	Oxford, Mass.	54	1890 III		1899 III	9
3	1898 IX 13	Lovell s S. B.	156 Boylston St Jamaica Plain Mass.	63	1896 II		1899 I 19	2
4	1898 VIII 16	Wilbur n Alton		✓ 15	1897 VIII		1900 X	3
5	1898 IX 8	Sullivan s	21 Norwich St Boston, Mass	52	1896 VI		D Untraced	
6	1898 IX 17	Neale, n Otis	Ocean Spray Massachusetts	✓ 28	1863		1898	25
7	1898 X 25	Harmon, n Wm. F.	Somersworth New Hampshire	52 9	1898 IX		1899 I	
8	1899 III 31	[illegible] s Sarah P. (Mrs. A. L.)	Oxford Mass	60	1899 VI		1913 VI	14
9	1899 IX 6	Edwards s	108 Mt. Vernon St Boston, Mass.	63			1900 I	
10	1899 X 9	Bliss r Edward D.	5 Menlo St Brighton Mass	38 +			1910 X 12	
11	1899 XII 18	Cheney s	264 Commonwealth Ave Boston Mass.	56	1889		1901 IX 22	12
12	1900 I 29	Kinsley, n Howard D.	68 Rutland Sq Boston, Mass	32	1898 I		1902 IX	4
13	1900 III 20	Holt, n J. F.	65 Sunbury St Faneuil-Boston	46	1899 X		1901 I 18	1
14	1900 III 31	McFadden n [illegible] O.	140 Naples Road Brookline Mass	34	summer 1898		1901 III 17	2
15	1900 IV 18	Murphy s	E. Dedham St Boston Mass.	47	[illegible] 1897		D untraced	
16	1900 V 2	Swift, Elijah	Eau Claire, Wisconsin	65	Christmas 1899		1906 VII 19	6
17	1900 VIII 8	Bancroft n Dr. C. F. P.	Andover Academy Andover Mass	56	Spring 1898		(about) 1901 X	3
18	1910 VIII 9	Higgins s James A	130 State St Newburyport Mass.	35			1924 [illegible]	
19	1900 II 9	Hastings i Kate	517 Beacon St Boston Mass	47	Summer 1897		1907 II 2	9
20	1901 IV 20	[illegible]	63 [illegible] Cor. [illegible]	11	Christmas 1900		1903 X 30	3

図6　EPJ の糖尿病台帳 ―1 頁

メンバーの一人だった。

要するに、糖尿病の症例は彼の〝診療行為〟の為に充てられ、特別に興味を抱いてはいたけれども、その時は糖尿病が彼の専門だとして必ずしも宣言されていた訳ではなかった。その時代、一つの特別な疾患に特化した専門診療は、ひどく嫌な顔をされたものだった。後にアメリカの医科大学に影響を及ぼしたのは、狭い範囲の専門医であるよりもむしろ広範囲の疾病に関わる生理学者、そして最高専門医であることを、初期研修医に求めるという考え方だった。はなはだ一様ではない症候にその特徴があるとすれば、糖尿病は幅広い興味を持った医師にはお誂《あつら》えのものだった。一九二〇年以降に、糖尿病患者グループの管理に携わった医師あるいは看護師は、内分泌（インスリンが必要とされた）に纏《まつ》わる環境の徹底的な理解と同様に外科学、心臓病学そして栄養学に就いて最低限の正しい理解が求められた。

長年続いたけれども、ジョスリン医師と彼の同僚は糖尿病患者の台帳を二つの方法で活用した。まず第一に、その台帳は糖尿病の最も重要な登録簿としての役目を務めた。ヨーロッパ以外では、患者を糖尿病データとして登録するという最初の大変なシステムだった。第二に、罹病率の問題そして死亡率の統計に関連する患者の管理・治療の成果に適《かな》う関連指数として役立った。ジョスリン医師が亡くなった後、従来方式に基づいた運用をやめる時までに、台帳の体裁は八十巻にも及んでいた。この登録の番号付けの方法は、今日もジョスリンクリニックの医療記録システムの基本として残っていて、新しい患者登録と合わせて現在のところ、二十万八千名を超えている（訳者註：一九九八年の時点）。

最初の登録：メアリ・ヒギンス

ジョスリン医師の台帳に於ける最初の登録は、メアリ・ヒギンスだった。アイルランド家系の、このやせ細った働く女性の写真が取り残されていて、彼女は保管記録の三×六インチのセピア色した厚紙型の写真の中で凝視している。ＥＰＪは、マサチューセッツ総合病院で二年目の学生時に彼女と出会った。そして彼の中の何かがこの女性に就いて糖尿病発見という診断を成功させた。この症例は、とりわけ尿検査、体重そして病気の他の指標によって評価されたのだが、彼女の病気の経過を詳細に書き留めることの必要性を彼に教えた。糖尿病に対するジョスリン医師の興味は、この時点から前へと進んだ。従って、Ｅ

ＰＪは六年後、彼の台帳に患者登録を始めた時、台帳の第一症例にメアリ・ヒギンスを選んだ。

糖尿病は、新しい臨床検査医学に興味を抱いた若い臨床医にとって勉強するのに相応《ふさわ》しい病気だった。生理学的化学（電解質と他の測定可能な血液生成物の〝細胞外〟系に反映される様な、健常と病気に於ける身体反応に就いての研究と測定）は、糖尿病より二年早くジョスリンが重点的に研究したテーマだった。彼は、エール大学のシェフィールド自然科学学部で勉強する為に医学部への入学を遅らせていた。この駆け出しの大学院は、エール大学とはまた別個のものだったが、科学がアメリカに導入された流儀の典型的な一例である。政府から下付された土地の〝農業学校〟は、より良い農業実習を促進する為に国会によって一八六〇年代に創設された。そしてそれらは多くの伝統的な男性の単科大学に科学と技術を紹介するのに主要な手段となった。

メアリ・ヒギンスの病気は、「糖尿病の病理学」として一八九四年に出版されたＥＰＪの名誉協会の論文の基礎になったものだった。この時期に、広く旅をしているＥＰＪの母の伯母が、ドイツのストラスブルグ大学で犬の膵臓の外科的摘出に基づいた〝膵性糖尿病〟

に就いての結論を導き出した医師ミンコウスキーとフォン・メリングの衝撃的な成果を、ドイツ語から英語に翻訳していた。この伯母は一九〇一年の遺言で、ハーバード大学によって代理人基金と命名された多額の遺産を、医学研究に用いる為にとハーバード大学に提供した。

ジョスリン医師の継続する教育：一九一〇―一九三〇

症例研究は、ＥＰＪの経歴の段階を最もよく例証していて、目印として読者の為に役立ちうるものである。とりわけ、一九一〇年から一九三〇年の決定的に重要とも言える時期からの症例は、患者と医師のいずれに対してもこの病気の衝撃を示している。或る意味では、ジョスリン医師自身の教育はこれらの二十年間がその絶頂とも言えた。

我々が今日知っている様な糖尿病の分類と記述は、オスラー医師の教科書からの引用文が指し示している様に、ＥＰＪが彼の診療を始めた時には驚くほど十分に発展していた。使用された用語は違っていたけれども、病気の成人型と小児型（例えば、二型と一型―インスリン依存性）は、一八八〇年以降は詳細に文書で記録されて来た。フランス人は最初、これら二つのカテゴリーにDiabete gros（big：成長した）とDiabete maigre（lean：痩せた）と命名した。問題は、糖尿病の徴候を認める失敗ではなく、むしろ効果的な治療の欠如にあったと言える。

二人のバック・ベイの女性

ジョスリン医師の台帳に登録されている症例八と症例五九六は、二人とも女性だった。二人は糖尿病に罹患していた。そして共に一九一三年に亡くなった。これらの女性二人は、一人はおばあさん、そしてもう一人は思春期の人で、バック・ベイ地域のタウンハウスに住む隣人同士だった、一人はビーコン街五一七、そしてもう一人はマールボロー街一〇六に住んでいた。

症例八：ジョスリン医師の母親

最初の症例は七十三歳で、ジョスリン医師の母親だった。二番目は十六歳、ジョスリン医師の医学部での臨床実地の最初の学年に於ける主任指導者で、彼の先生であったジェームス・ジャクソン・パットナム医師の末娘だった。パットナム医師は、ハーバード大学医学部神経学講座の学科長として、その名が今に刻みこまれている、厳格で優秀な、そして先駆的神経学者であった。

ジョスリン医師は、病気を持った彼の母親を治す為に糖尿病を専攻したと言われている。これは正しいことではないけれども、彼は確かに彼女の糖尿病の型と同様に彼女の病気の進行にも大いに興味を抱いていた。彼女が素晴らしい食事計画の束縛に慎重に従った時には、一、二度病気に緩解が生じたことを彼の後日の著述の中で誇らしげに言及したものだった。

一九一六年に出版された糖尿病に関する彼の教科書の第一版でＥＰＪは〝糖尿病患者の尿糖は増える傾向にあるものなのか？〟という見出しの下、見え見えの偽装で彼の母親の例を紹介した。

一人の女性が、六十歳の一八九九年春に糖尿病の最初の徴候を呈し、そして糖五パーセントが六月に見い出された。彼女は先立つ十五年間に緩徐に体重を二〇ポンド（訳者註：重量の単位で一ポンド≒約四五四グラム）減じていた。そして診断がなされた時には一六五ポンドであった。厳格な食事療法の下で、尿は急速に糖陰性となり、糖忍容力は一三〇グラムに上昇した。そして非常に短期間で危機を脱して、一九〇八年迄の九年間それを維持した。一九〇九年に癰《よう》が出現した。早急の外科的処置、ワクチン、炭水化物の制限、そしてオートミール食事療法の一時的活用でもって糖は消失し、そして癰《よう》は急速に治癒した。しかし尿は永久に糖陰性を維持しえず、ほんの約三〇グラムだけの糖が排泄された。二 三本の抜歯をする為に、一九一二年九月に二 三日間の入院で糖は〇・八パーセントにまで低下した。癰《よう》と肺炎による短期間の病気を別にすれば、これらの年の間患者は良い状態にあった。そして半身不随の後に続いて生じた長引く病気に最終的に屈する迄、七十三歳の女性にしては異常に強健で、元気溌剌《はつらつ》だった。そして一九一三年に末期肺炎の為、最終的に死が訪れた。

彼の母親の症例と一緒に、ジョスリン医師は糖尿病に就いて最も一般的な提案を書き留めた。彼女が糖尿病と診断された時、彼女は過体重でそして恐らく身体を動かすことは少なかった。彼女が十年遅く生まれていたならば、ジョスリン夫人は一九二〇年代のインスリン、そして一九三〇年代の抗生物質の使用で、長生きした人生を楽しんでいたかも知れなかった。

余談として、彼の母親、サラ・プロクター・ジョスリンからのジョスリン医師の遺産相続は、ジョスリン医師をして今日の標準で数倍を超える大富豪にした。サラ・プロクター、彼女の姉妹そして一人の弟は、彼等の父親アーベルの皮革なめしの仕事から得た、非常に莫大な財産の相続人だった。サラ・プロクターは、オックスフォードの町で製靴業者であったジョスリン医師の父親アレンの二番目の妻となった。プロクターの皮革なめし業とのこのつながりが、ジョスリン製靴業の成功を約束していた。ＥＰＪには、一六九二年の魔女裁判に於いて彼の信念を正当化する為に絞首刑にされたセーレムのジョスリン・プロクター直系の末裔であると言及する悪い癖があった。（訳者註：セーレムは米国のマサチューセッツ州の海港の地名で、十七世紀の魔女裁判で知られている。当時、告発された人々の中に、ジョン・プロクター夫妻がいた。この夫妻はＥＰＪとは関係はないが、同名なことから悪い冗談として語っていたことによる。）

ＥＰＪの生活スタイルは、彼の教育と信仰に一致して、いつも彼の裕福さを控え目に述べた。しかし、それは彼のクリニックを段階的に拡張するのに必要とされた地所を獲得する才能と同様に、教育と旅行の為に家族と同僚を援助する資力を彼にもたらした。彼は、一九二八年にウィーンに在る卓越した小児科センターでのプリシラ・ホワイトの研修に財政的な保証をしたが、これは彼の同僚に対する寛大な行為の一典型である。

症例五九六：フランシス・カボット・パットナム

第二番目の症例五九六は、前インスリン時代の悲劇をより一層痛ましく例証している。フランシス・カボット・パットナムはジェームス・ジャクソン・パットナム医師の娘で、有名なボストンの家柄に一八九七年十月二十日に生まれた。彼女が亡くなってすぐ、彼女の母親は前インスリン時代の糖尿病に罹患した人生のいささか注目に値するじかに聞いた話を含めて、私的出版の回想録の中で彼女の短い生涯の出来事を追悼した。

皮肉にも、ジョスリン医師はフランシスが生まれた年に、彼の医療業務で彼女の父親を手伝っていた。彼女の回想録の中で、パットナム夫人は、幼児ではあるけれどもフランシスのおとなしく心の優しい性質にジョスリン医師がどれほど印象づけられたかを述べていた。彼は〝自称貴方の賞賛者、エリオット・P・ジョスリン〟とサインしたメモと一緒に、青いリボンにくっついた銀の幸運の貨幣を彼女に贈った。十五年後、ジョスリン医師は彼女が糖尿病と診断された時に、フランシスの世話を引受けた。

フランシス、あるいは家族が彼女をそう呼んでいた頃の赤ちゃんは、十九世紀から二十世紀へ変わる頃の辺りで、上流階級の若い女性に特有の幸福な子供時代を楽しんだ。学校、音楽のレッスンそしてダンスの授業という彼女の楽しい日課は、彼女の田舎の家およびヨーロッパへの旅行の為に幾度となく中断したものだが、一九一二年には糖尿病との診断によって中断された。奇妙な事に、フランシスに就いての家族の回想録は、〝糖尿病〟という言葉に決して触れていない。彼女の病気に病名をつけることへの思い遣りのある拒否は、その時代の糖尿病に対する考えによるものだったのかも知れない。糖尿病は今日でもそうである様に、その時代には公然とは話されなかった。彼女の母親は、〝この時、フランシスは十五カ月後に彼女に死をもたらす重篤な病気の影の下にすでにいた〟となぞめいた言葉を述べた。その病気の性質は、フランシスの日常の食物および活動の制限、彼女の疲労と休息の必要性に就いての言及から推察されるべきであると暗に示している。

彼女の姉への手紙の中でフランシスは、ジョスリン医師を訪れたこと、そして彼に好感を抱いたことを書き綴った。〝彼は、私が大層上手に振舞っているので、私の食べ物を全く変えようとは思わないと言って呉れました。私は毎日、家で昼食を摂って来ました。そして私が最終学期の授業を受けそして早くその様な状態になれない限り、私は戸外の運動競技に出掛けられないかも知れません。そしてそれは厳しいものになるでしょう。しかし今もなお――彼は、少しばかり無情にも私に勉強させるつもりがありません。〟

一九一三年に一時的にＥＰＪの助手だった、ヒュー・グリーリ医師はフランシスが通っていたウィンザー学校の近くに住んでいた。そして彼は彼女の日常の食事を監視していた。一九一三年の彼女の最後の誕生日に、普通のケーキは彼女には禁止されていたので、フランシスはソーダビスケットでつくられ、贈物の小さな包みで満された、中が空洞のケーキを贈られた。

フランシスの手紙は、失望させるような制限で特徴づけられた抑うつ症であったに違いないにも拘《かかわ》らず、絶えることのない上機嫌であるかの様に表現している。ＥＰＪは彼女の活動レベルをゆるやかに調整した。彼女は、〝Ｊ医師は、私がそれを示唆した時に、余り同情を寄せませんでした……翌週にはメグのダンスがあり、Ｊ医師は私が午後ずっとベッドに居残るという条件で私に出掛けることを許しています。〟という理由で招待を断ったことを彼女のお姉さんに書き送った。

一九一三年十月の終わりに、フランシスの母親は、彼女のケープ・コッドの田舎の家から丁度戻って来て書き留めた。〝フランシスと一緒の一日は、彼女が後退しつつあることを私に理解させるのに充分でした。〟彼女の〝不屈の精神〟にも拘《かか》わらず、彼女は青白くそしてしばしば疲れていました。医師は彼女に学校、そして時折はダンスの学級にすら行くことを許したけれども、それらのことはフランシスあるいは彼女の家族にそれ以上の改善をもたらすというどんな希望も差し出すことが出来なかった。

フランシスの母親は、〝私達が彼女の治療の詳細に就いて相談した際に、残念ながらジョスリン医師の顔に哀れみ深い同情の表情がはっきりと読みとれました、そして私は彼女が活動的な生活をあきらめなければならないであろう日が余り遠くないのを知りました〟と憶《おも》い出した。

或る寒い雨の夕方、フランシスの両親がマサチューセッツ州コンコルドのエマソン（ラルフ・ワルドー・エマソンの息子）家との夕食から戻って来た時に、パットナム夫人は〝赤ちゃんのこの上ない蒼白さに衝撃を受けたのだが、彼女は楽しい気分の状態で、彼女のダンス授業の服装の一つを身にまとっていました。というのも彼女は［お客様が］それを見たがっているだろうと考えていたからでした〟と話した。その時点から彼女の母親は典型的とも言える冷静な態度で認《したた》めた。〝フランシスはだんだん悪くなって行きました。一九一三年十二月十二日金曜日に彼女は真夜中すぎて直ぐに眠り込みました。そして八時頃に安らかに亡くなりました。〟

患者病歴の中でもこの悲しい一例は、この世紀の最初の二十年には余りにもしばしば繰り返されて来たものだった。意識朦朧（すなわち、昏睡）に随伴した極度の口渇、多尿、持続性の嘔吐、そして非常に努力を要する呼吸という痛ましい四重奏を伴う糖尿病性アシドーシスでいっぱいの状況は、この時代に報告されていたよりも遙かにもっと一般的に発生していた。疑いなく、これらの症例の大多数は、在宅でむしろ早期に、しばしば診断されることなく、そして治療されることもなく亡くなった。

フランシスの死後二年経って、ジョスリン医師は彼の治療をより一層過激な食事療法へと大幅に変更した。しかし、インスリンの無かった時代に、フランシスの命がこの上なく厳格な食事療法に報いて二〜三年以上もどの様にして生きながらえられたのかを想像するのは難しいことである。彼等がそうであった様に特権が与えられたとしても、サラ・ジョスリンとフランシス・パットナムの二人は、インスリンの時代まで生きながらえなかったし、あるいは十年遅く生まれるという好都合な幸運を手に入れなかったのは痛ましいことである。

フレデリック・アレン：糖尿病研究の仲間—旅人

一型糖尿病患者にとって十八カ月という平均余命は、前インスリン時代のみじめな統計値だった。これは三十歳以下の若い人達には、特に悲劇的なことだった。無慈悲な予後を改善するという試みは、糖尿病の代謝に興味を抱いたそれら少ない研究者にやりがいのある課題を提示した。ジョスリンとフレデリック・アレンの二人は、この小さなグループの中にいた。

フランシス・パットナムが亡くなった年に、フレデリック・アレン医師（一八七九—一九六四）は、「尿糖」と題したしっかりした教科書を完成させた。糖尿病の歴史と主題に関する最近の論文に就いての広範囲に亘るレビューとは別に、この本は人為的に誘発した糖尿病動物を用いたアレン医師の業績を報告していた。チャールズ・ベスト医師は晩年に、彼とフレデリック・バンティング医師がインスリン発見の努力を続けている時に彼等にとって最高とも言える参考文献をこの教科書に見つけたと語った。

一九〇八年から一九一一年にかけて、フレデリック・アレンはハーバード大学医学部で一連の重要な動物実験を行った。彼が、様々な程度で膵臓を摘出すると、犬は〝炭水化物不耐性〟（糖尿病）に相当する程度に状態が悪化した。アレンは、それから犬に動物飼料の様々な量を食べさせた。アレンの実験は、以下のことを立証した。膵臓を完全に摘出された動物は食餌組成とは関係なく死んだのに、全摘出に比べてより少なく膵臓を切除された動物はそれらの食餌が最も少ないカロリー量だった時には、より長く生きながらえた（結果は、動物が脂質と炭水化物の両者の少ない食餌を与えられた時に最も良かった）。膵臓が適度に残された動物は、先のグループに比べてより長期間、パン食に耐えることが出来た。食餌に砂糖を添加してさえも、〝糖尿病状態〟からの解放をもたらした。それは残存する膵臓の量および特別メニューが、動物に供された期間に依存していた。アレンの組織染色のデータは、膵臓の残存組織が限られたものであった時ですら、最も少ない炭水化物の食餌で飼育された動物では膵島細胞の変性がより少ないことを裏づけていた。

アレンは、〝低栄養〟と称したこのタイプの食事プログラムが、もし慎重に一連のパターンを模倣したならば人にも適応されうると信じていた。後に人の為に考案されたのだが、実際のプログラムには特定の患者の尿糖あるいは血糖の変動幅に対処する様に設定された様々な摂取計画が含まれていた。これらのプログラムは、短期間の絶食日（液体以外は食物なし）から野菜のみの食事まで様々な範囲に亘っていて、炭水化物、蛋白質、そして脂質の全《あら》ゆる種類に厳格な制限を課した食事療法となっていた。果物とパンに就いて、よりもっと正常な量への慎重な試みが、医師の厳格な監視の下に遂行された。

アレンが彼の命題を出版した同じ年に、彼はニューヨーク市に在るロックフェラー研究所に研究病棟の医師としての勤め口を申請した。一九〇六年に設立された、この特殊なタイプの研究所は、その時代ではユニークなものだった、そして後にメリーランド州ベセスダに在る国立衛生研究所によって具現化された、臨床研究に於けるより幅広い活動の前身となった。

アレンは経歴および人格に於いてジョスリン医師とは正反対の人だったけれども、彼等は糖尿病に関しての興味、彼等の結論への複雑な問題を追求することへの不断の努力、そして見事な報道記者の著述スタイル(reporter's writing style)を分かち合っていた。エリオット・ジョスリン医師の紳士の躾《しつけ》は、彼に古典文学で学んだ文章のつながりのよさ、そしてよく教育された資質の両方を残した。例えば、彼はギリシャ語を読みそして話すことが出来た。フレデリック・アレンは、シカゴ近くのよりずっと慎み深い環境で成長し、そしてサンフランシスコの医学部に通った。そして、駆け出しの医師にとってサンフランシスコ地震の悲惨だけれども有益な経験の一年後に卒業している。お金をかせぐ為に、彼は辺境の森の木を伐採する町で〝唯一〟の医師として診療を行った。

彼は、食物保存に関する最初の研究を始める為に備品集めに着手した時から、付き合いにくい孤独を好む人だった。しかし、アレンがどれほど社交性を欠いていても、彼は仕事に対する素晴らしい能力で埋め合わせをした。彼は、絶えず臨床医学に対してよりも研究プロジェクトによりもっと興味を抱いていたが、たとえそうであっても彼はマンハッタンの一臨床医として名をなしていた。彼は、インスリン使用が糖尿病治療の主流となる少し前には〝糖尿病医〟として、いささか短命の名声を彼にもたらした医学研究所をオールド・ニュージャージー地区に残した。その後は、診療行為が彼にとって決して満足するものではなかった。最終的には、患者に対する彼の厳格さ、そしてインスリン導入後十年の間に患者によって不快を負わされた慢性的な臨床上の数々の問題への興味の欠如が、彼をもう一度基礎研究へ撤退させる原因となった。

アレンは、ジョスリン医師が亡くなって三年後に、ボストンの南にある田舎の病院に於いて病名不明で亡くなった。当初から、ＥＰＪの態度はアレンの態度とは対照的に単刀直入だが礼儀正しく、口調は示唆的な説得力がありそして人らしいものだった。これらの特質は、ＥＰＪの高まる成功を確実にする手助けとなった。

ハーバード大学に居る間、アレンが非常に尊敬した病理学者のマロリー医師を除いて、彼は医学部の教授達を軽蔑した。アレンは断言した。役立つ人達に全く出くわさなかったし、出会った人達の大多数は利己主義であることに夢中になっていたと。しかし、彼はＥＰＪにその通例に対する例外を見つけ、彼等の友情はそれから二十年間続いた。アレン医師は、セカンドオピニオンを望んだ特別な患者が居た時には、彼等をＥＰＪに紹介し、彼等をニューヨーク市地域から〝ボストンまで〟送ったものだった。その様な患者には、発明家トマス・エジソンそして慈善家である銀行家ジョージ・F・ベーカーが含まれていた。

フレデリック・アレンは、ジョスリンが〝糖尿病に於けるアレンの時代〟として、一九一四年から一九二二年の年月に言及した様に、それほどのEPJの同時代の理想的な人物だった。広報係そして歴史家と同時に編集者であるジョスリンは、絶えず読者の注目を摑むのに興味深い図像と年代を追った記述で彼のマニュアルを生き生きとしたものにした。それから、EPJは次の四十年に亘って彼の教科書とマニュアルを書いた時に、アレンの低栄養療法が糖尿病治療を支配し、糖尿病患者にとって延命増進に非常に必要とされた希望を与えた八年間を呼ぶのに、〝糖尿病に於けるアレンの時代〟という、この短い文を用いた。

若い研究者

EPJは、彼の経歴に於いて仕事に最も熱心に取り組んだ十年間（三十五歳から四十五歳）に、三つの大役を上手くやりくりした市全体で数少ない医師の一人だった。彼は、患者に対して難しい領域で医療を実施し、指導者として積極的な〝診療する役割〟を維持し（それらの年月に主としてボストン市立病院で）、そして一九〇八年から一九一七年にかけて国際的に名の知られた生理学者フランシス・ベネディクト医師と共同研究を行った。ＥＰＪは、一人の人間がラバ三頭を操って道を御することは出来ない、という格言を偽《いつわ》って伝えている様に思われた。すなわちＥＰＪ自身が言っていたのだが、〝逆立ったチーム（三頭の馬と一人の御者）は大変なことである〟。

ＥＰＪがこの三役を巧みにやり遂げた事実は、彼が一九一四年頃まで、市内の大部分の医師の様に自動車を所有していなかったことに気づくと、人は益々びっくりさせられる。ジョスリンは、軌道馬車の組織網を利用することに於いて達人であった。とりわけボイルストン街とマサチューセッツ大通りを駆け上ったり、下ったりするのに際して、彼は馬に引かせた馬車を容易に転轍しえたであろうし、そして彼がブルックリンのサミット大通りに在る新しいコーリー・ヒル病院を含め、数々の病院間を通う必要があった際には、私的御者を雇っていたのかも知れない。彼は、病院住み込みの研修期間の最後の年の間、一八九七年にボストンに開通したアメリカ最初の地下鉄を利用した。出掛けて診察する仕事に際して、彼は最も早い牛乳列車（しばしばニュー・ハンプシャー行）を捉えて、午後には自分の診療所の患者診察予定に戻れる工夫をすることによって巧妙に時間の都合をつけることで知られていた。

ジョスリンの研究の仕事は、第三期に移った。一九〇八年から四年間、彼とベネディクトは、空腹状態で二四例（非糖尿病者の対照をたて）を観察した。一九一二年には、彼は低炭水化物・高脂肪食（〝過食〟状態）による二年間の研究に焦点を合わせた。一九一四年以降、彼は〝低栄養〟による食事療法に移った。この最後の段階は、アレンの仕事を追跡調査することが計画されていた。そしてそれは、つまり厳しく制限された炭水化物、蛋白質、そして脂質の配分による糖尿病患者の代謝への効果は、更なる研究の必要性を示していた。

アメリカでは、カーネギー研究所は質に於いて、ニューヨーク市のコーネル大学に在るラッセル・セイジ研究所および新しいメイヨークリニックによってのみ匹敵された。代謝の研究は、病気に苦しむ患者の熱産生を検査することを含んでいた。代謝の計算結果は、患者の呼吸商と直接関連を持っていた。脈拍数を参照することは、評価の複雑で手のかゝるこの過程を短縮するのに用いられた。高い代謝率は、コントロール不良な糖尿病と一致するようだった。ＥＰＪがベネディクトとの共同研究が最終となる年月の期間に、彼は飢餓の期間を伴った低栄養計画が代謝率を正常にまで低下させるのだと理解するに至った。

これらの年月は、ジョスリンにとって、教育的にこの上なく益するものだった。彼は、前アイソトープおよび前内分泌学の時代に可能な範囲まで生理学の専門用語、理論そして基礎的な知識を身につけた。重要度の順位でＥＰＪが重要視したのは、代謝平衡の研究でその課題を測定に見い出したことだった。熱量測定を実行することの困難に直面した際には、彼は他の研究者に相談を持ち掛けた。彼は、これらの交際でわくわくさせられ、そして彼等の親切な応対、とりわけ人の栄養科学に関する研究の第一人者であるグラハム・ルスクとの文通にとても感謝した。要するに、この研究は第一次世界大戦前のアメリカで手の空いている〝現役の生理学者〟にとって最高の訓練だった。医学部出身の〝三拍子揃った人物〟ＥＰＪが一九〇九〜一九一〇年に於けるハーバード大学の学部長にふさわしいと考慮に入れられたのは、何も驚くことではない。

ジョスリンは、食事箋に関する研究室で得られた綿密さがディーコネス病院の病棟へ容易に移されうるのを知って、彼は一部屋に呼吸に関する道具を装備し、そして特別な食物調理所に職員を配置した。それで一九一四年六月以降、彼の仕事の大部分を病院へ移すことが出来た。第三者の中には、彼がカルテに求めた食事の〝摂取〟と水分の〝排出〟を詳しく述べる表記の多さと正確さに就いて、看護師と患者に余りにも多くのことを期待しているとみなした人もいた。人は、看護師および患者がカーネギー一団によって雇用されていると思ったかも知れなかった。

それらの年月に関わる一九二三年の最終報告で、彼は認めた。

> 代謝がここに記録されている症例は、筆者の私的患者であって、大きな総合病院の公的病棟から連れてこられた患者ではなかった。研究は患者に対してよりもむしろ彼等と一緒になって成し遂げられたものだった、何故ならば……彼等の協力は、請い求められただけではなく、確保されたものだった。研究者と患者は協力関係で結ばれたものと彼等自身でみなしていた。そしてその目指した目的はとりわけ研究下にある特定の個人の為よりもむしろ、全ての糖尿病患者の恩恵の為に知識の蓄積をはかることにあった。この利他主義の信念は、患者によって余すところなく、正しく理解された。

将来へ向けての大躍進：一九一四―一九一六

一九一四年、一九一五年、そして一九一六年は、糖尿病治療を向上させるというジョスリン医師の努力にとって橋渡しの年に相当した。図7は、大凡《おおよ》そ一九一五年にハーバード大学医学部の階段でボイルストン栄誉協会のハーバード大学医学部学生と一緒のジョスリン医師を写している。彼は、彼等の学科長に指命されていた。先駆的な脳外科医であるハーベイ・クッシング医師は、ジョスリン医師の大学時代の同級生だった。そして学部の他の保証人として後列にいる。ジョスリン医師にとって、この年は学究的にも臨床的にも死に物狂いに忙しい年だった。カーネギー栄養研究所での彼の仕事、そしてディーコネス病院の病棟での治療に対する患者の反応に就いての彼の観察は、ロックフェラー研究所に於ける人を対象にしたアレンの研究結果を裏付けた。

ＥＰＪのカーネギー研究所の台帳からの二症例（症例七四〇と症例一〇二五）は、とりわけアレンの発見を立証した。症例七四〇は、糖尿病歴一年の患者であった二十歳の男性を記述している。記録は、低栄養のプログラムで恐れた糖尿病性アシドーシスを除去する経過を示している。ＥＰＪは明言した。〝カルテはもし糖尿病患者が絶食であるならば、ア

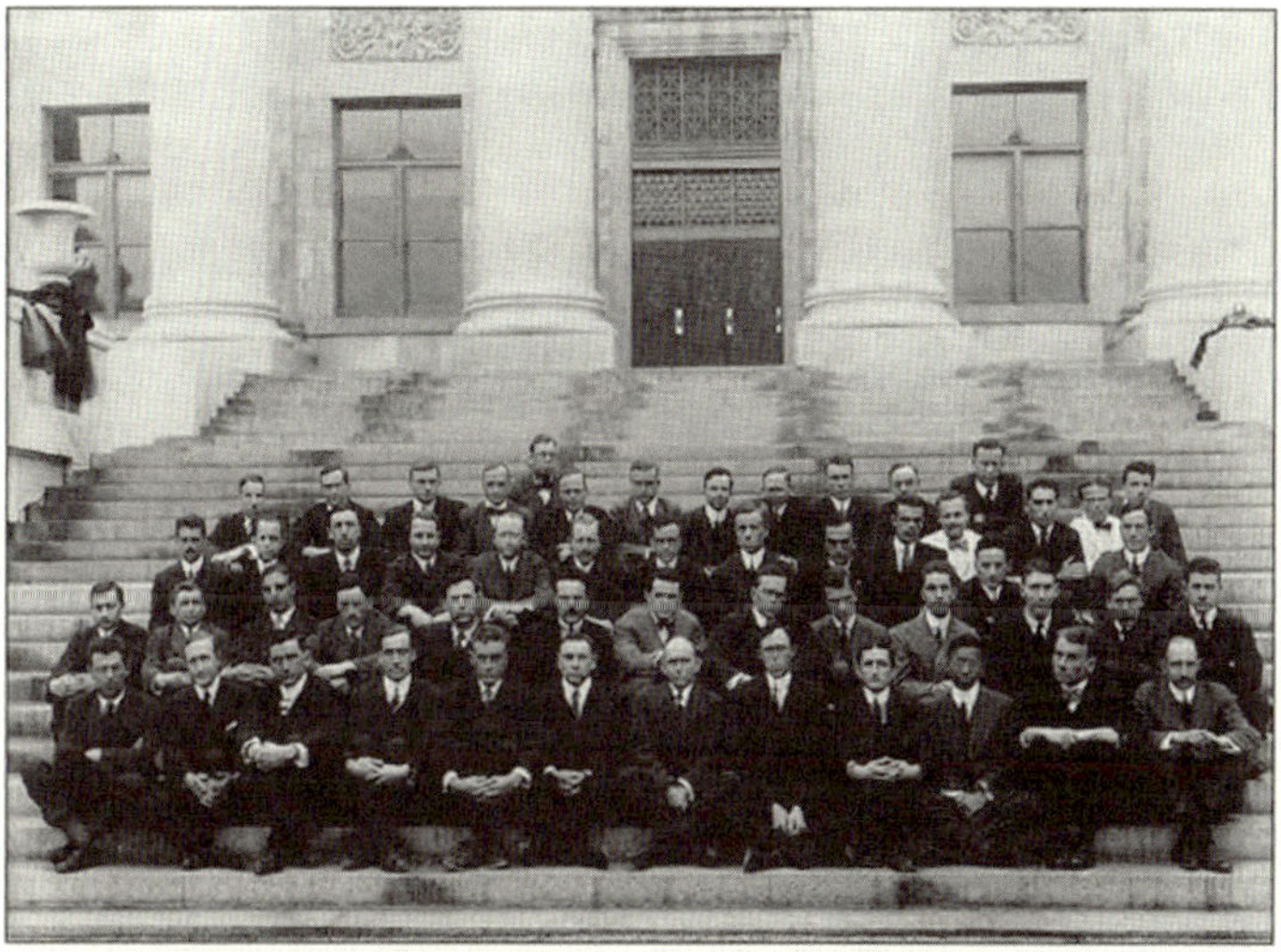

図 7　学部顧問と一緒の EPJ（中央）とハーバード医学部学生達―1915 年
［ボイルストン栄誉協会］

シドーシスが消失する……健常な男性の反応と著しく対照的で……空腹状態でアシドーシスが存在する。〃この一九一五年の論文で、ＥＰＪの対象となった患者は退院後一カ月以内に仕事に戻れることを求めた。食事制限の状態中、患者は全て蛋白質の〃維持〃食事と組み合わされた炭水化物二〇グラム以下の食事療法（すなわち、パン一切れあるいは大きな果物一つ）で続けられた、飢餓の二つの試験に耐えた。

症例一〇二五は、ＥＰＪの一九一六年の教科書に用いられた。この若い女性もまた、大凡《おおよ》そ二十歳で、十二日間の入院中にアシドーシスを終わらせるのに飢餓のより短い期間を必要とした。

一九一六年に出版された彼の〃傑作〃で権威ある専門書の初版への序文で彼が述べていたけれども、ジョスリン医師はこれらの様な症例で大いに励まされた。

三年前には、私は糖尿病に就いての本を書こうとは思わなかったであろう。治療の進歩は疑うべくもない故に。今日、本を書くことは喜びと感動である。Ｆ・Ｍ・アレン医師による糖尿病治療に於ける絶食の導入および身体的運動に対する重要視は……この部類の患者に対する見解をきっぱりと変えてしまった。

悲しいことには、先に例証された患者は二人とも、彼等の糖尿病発症後一年を少し過ぎて亡くなったことを、ＥＰＪの記録は示している。ＥＰＪと他の研究者は、その質の向上が、例え非常に僅かであろうとも、この治療が患者の寿命を延命させたことを決して疑わなかった。一九二一―一九二二年に病棟で飢餓状態にさせられ、そしてしばしば致命的な病状をもつ多くの患者に示したＥＰＪの平静な心と変わらぬ親切さに、如何に畏敬させられたかをプリシラ・ホワイトは述べた。

一九一六年のその出版に関して、ジョスリン医師の「糖尿病の治療」は英語によるその種類の最初の一冊となった。それは意義ある業績を意味し、アメリカに於ける栄養と代謝に関する領域のトップにＥＰＪの名前をあてがった。四百頁余りの本を構成する内容の目次は、糖尿病を全《あら》ゆる角度から取り扱っていた。それは、統計学的研究、尿と血液の検査、食物とその内容、そして治療に就いての広範囲に亘る概説の様なそんな情報の主要なカテゴリーを含んでいた。読者の心を打ったのは、〝糖尿病症例の実際に役立つ管理の助けとなるもの〟と題した第六章で、例えばそこには〝糖尿病患者の誰もが知っておくべきこと〟〝糖尿病患者管理に於ける看護師の為の指針〟、そして〝特に糖尿病に興味を持った施設と医師用に糖尿病患者病歴表〟（図8参照）の様な主題の見出しを含んでいた。

彼の教科書は、ジョスリン医師にとって大きな橋渡しの合図となった。この三年間に亘って、四十五歳の〝神童〟は彼の残りの生涯の仕事を明確にすることになる二つの過渡期を経験した。第一は、動物実験で得られた観察を取り入れ、研究成果を病院の環境で人へ移したことだった。所見が、この治療〝システム〟を複雑ではない患者（例えば、泌尿器系の敗血症を併発した人）を好都合と裏付けた時、彼にはそれが外来患者の為に——つまり生命の為に変更されうると思われた。しかし、専門職による監視は、一連の〝科学的〟に規定された献立表計画を必要とした治療体系での成功を保障するために必要だった。そのため、彼は、専門看護師との連携を促進することで、この生死にかかわる治療への挑戦に対処し、彼の二番目の過渡期を特徴づけた。看護師と患者との教育上の契約はまた、実際に病状が悪い患者より、むしろ病状増悪の潜在的な状態である、より大きな患者のグループへ彼の治療計画を拡大させることを可能にした。

CONTENTS xv

H. The Conservation of Energy in the Diabetic Individual 303
I. The Use of Drugs 304
J. The Treatment of Complications 307
  1. Tuberculosis 307
  2. Arteriosclerosis. Bright's Disease 315
  3. Gangrene 323
  4. Care of the Skin. Pruritus, Carbuncles, Furunculosis . . . 327
  5. Care of the Teeth 329
  6. Constipation and Diarrhea 332
  7. Neuritis 333
  8. Eyesight 334
K. Surgery and Diabetes 336
  1. Elements Predisposing to Surgical Failure 336
    (a) Acid Intoxication 336
    (b) Slow Healing of Wounds 336
    (c) Exhaustion 337
    (d) Lack of Exercise 337
  2. Elements Favoring Surgical Success 337
    (a) Good Medical Care 337
    (b) Anesthesia 338
    (c) The Introduction of Aseptic Methods 340
    (d) The Avoidance of Trauma 340
L. Pregnancy and Diabetes 342
  Seven Cases Showing Small Quantities of Sugar 343
  Cases of Pregnancy Showing Large Quantities of Sugar 346
  Conclusions upon Pregnancy and Diabetes 352
  Notable Increase in Tolerance for Carbohydrate during Pregnancy 353
M. Diabetes in Children 354
N. Diabetes in Old Age 359

SECTION VI.

AIDS IN THE PRACTICAL MANAGEMENT OF DIABETIC CASES.

A. What Every Diabetic Should Know 361
B. Directions for Nurses in Charge of Diabetic Patients 365
C. A Diabetic History Chart for the Use of Institutions and of Physicians Especially Interested in Diabetes 369
D. Chart for Dietary and Urinary Records in Diabetes. Abbreviations 370
E. Actual Diets Employed to Render Patients Sugar- and Acid-free. Dietary and Urinary Charts 373
  1. Diet of a Child Twelve Years Old. Case No. 923. Acidosis . 374
  2. Diet of a Child Two Years Old. Case No. 938. No Acidosis . 377
  3. Diet of a Woman Fifty-five Years Old. Case No. 759. Acidosis. Duration of Diabetes Fifteen Years 378
  4. Diet of a Man Fifty-five Years Old. Case No. 181. Marked Acidosis. Duration of Diabetes Eleven Years. Intermittent Fasting. Urine Free from Sugar and Acid in Thirty-six Days 382

図8　内容の目次—患者講義細目に関する課目見出しの1頁—最初の糖尿病マニュアル（1918）の原型—EPJの糖尿病の治療、第1版（1916）から

一年半後、ＥＰＪは第一次世界大戦時にアメリカ陸軍の将校としてフランスへ出発する準備をしている時、彼の最初の著書となる「医師と患者のための糖尿病マニュアル」を出版した。十年後の一九二八年、ＥＰＪは彼の最初のマニュアルの為に彼の目標を認《した》めた。

マニュアルの継続する版は、糖尿病の進歩を記載して来た。病気に就いての患者教育は一九一八年ではほゞ新機軸のものだった。そして中年の肥満忌避で糖尿病阻止の可能性が翌年（第二版）に追加され一歩前進となった。一九二三年の第三版では、早期診断とインスリン使用が強調され、そして第四版の今、私は三つの考えを発展させようと試みて来た。まず第一番に、望むならば患者は病気を克服できる。二番目に、糖尿病発症後の日数の長さがある程度、患者が達成する成功の尺度となる。そして第三番目に、患者は、従来知られていない糖尿病領域の探検者であり、かくして他の人達がよりもっと容易に辿《たど》ることが出来る健康と糖尿病治療への道を切り拓く為に、自分が長くそして健康に生きるという素晴らしい機会を持つことである。（一九二八年版マニュアルより）

第二版と第三版のマニュアル（一九一九年と一九二三年）に於いて、ジョスリン医師の言語表現は最善の状態にあった。これらの出版は、彼の叙述文の熟達と、表現を別の言い廻しに変える彼の技巧を実証している。彼の初期のマニュアルの三つの例は、彼が計画する予防医学の内容をはっきりと示している。

貴方は、より良い治療と新しい発見の結果として、それだけますます長く生きとし生きている。それ故に、現実を正視しなさい、状況を受け入れなさい、病気を勉強しなさい、そして貴方の運命の支配者となりなさい。その様にすることで、貴方はもっと薄幸な人達をきっと救うことになり、そして、それどころか貴方の子孫と貴方の家族の他の人達の糖尿病の発症を防げるかも知れない。

患者は、自身の看護師、医師の助手そして薬剤師である。この三つの仕事の遂行に必要な知識を身につけるには勤勉な勉強を必要とするが、しばしば与えられる御褒美は、生きることとそれ自身というやりがいである。

患者がいかに少なく食べたかよりも、いかに遠くまで歩いたかを議論する方がより好ましいことである。万歩計は、奨励されるべきものである。医師はかつて、森の中で活動的なキャンプ生活の旅行をした患者達が生活のストレスに最もよく耐えたのを観察した。この手段で、精神的くつろぎと組み合わされた様な運動が、それぞれの良い効果を数カ月間持続させるのを信じることは決して難かしいことではない。

彼の初期の著述にみられた様に、ジョスリン医師による方法の別の側面は、ノートを取るのに際して整理と訓練が必要だった。彼は書いた。

患者がノートをつけることには大きな利点がある。というのもそれが参考として役立つことになり、そして患者の治療の全体計画が体系化されるからである。その様な治療情報は、容易に一頁に纏《まと》めあげられ、かくして［医師の診察に際して］時間を節約することが出来る。

糖尿病は起こりうる糖尿病性昏睡と壊疽の二つの運命を含め、非常に多くの急変および未知な面を持っていたので、ジョスリン医師は予防に就いての強いメッセージの必要性を感じていた。〝通告されるべきことは前もって警告されるべきである〟が、患者に対するジョスリン医師の努力を呼び起こすメッセージであることを、初期のマニュアルは最もよく示している。

ジョスリン医師は、糖尿病の全《あら》ゆる次元で〝衛生学〟の必要性を説いた。この古風な言葉は、現代の読者には殆ど意味を持っていない。しかし、皮肉にも、同時代の多くの健康に纏《まつ》わる執筆者は、喫煙と肥満からの解放および毎日の運動の必要性と一緒に、より長いそしてより健康な人生を上手く手に入れる術《すべ》の現代の例として、このアプローチを次の世紀に向けて支持している。つまり、疾病の素人にとって、他人の力を借りずに自分で努力するというモットーは、〝貴方の状態を知り、健康の原則に従えば、あなたの人生は良くなる〟ということに再び戻って来てしまった。

彼等の病状に就いての積極的な治療の為に、同じ仲間として患者に権限を与えることは、その時代の医師にとって先駆的な態度であった。明らかに、食事療法は患者とその家族の職分だった。しかし、病状の推移を記録し、その経過を評価し、そしてインスリンについて患者自身の薬物治療を調整することに糖尿病患者への積極的な呼びかけは、伝統的な医師にとっては過激な考えであった。糖尿病および他の疾病に対する売薬の行商人は、彼等が今日も行っているけれどもその時代では、組織化された医療から嘲笑を招いた。その時代の〝代替医療〟グループは、せいぜい分派あるいは伝統重視の集団に対して敵意のありそうな〝にせ医者〟として取り扱われた。その様ないわゆる健康の御用達人が患者に与えることを望んだ全ての権限は、ＥＰＪが唱える医療を行う仲間の基準ではなかった。

ＥＰＪのマニュアルは、実地医家だけでなく、困難な状況にあってしばしばおびえている糖尿病患者にとっても彼がすゝめる希望の原理を最もよく述べていた。それは、教授であり内科医でもあったオスラー医師が、たえず一般的な実地医家に差し出していたであろう格言と同じであった。この命題は、ジョスリン医師の教科書およびマニュアルでの彼の序文のほゞ全体に繰り返し現われた。

❖インスリンの前夜

第一次世界大戦の終わりまでに、ジョスリン医師は糖尿病治療に就いて地域のすぐれた臨床医として存在を認められていた。そして彼は数多くの医学に関連した会合で講演を要請された。一九二一年に南部医師会でジョスリン医師によって発表された論文に就いての討論後、ジェームズ・S・マックレスター医師が感想を述べた。〝よく知られた広告を言い換えることは、我々が糖尿病に就いて考える際に、ジョスリンに思いをめぐらすことである。〟

症例二一八五、そしてつい最近公になった印象的な書簡は、インスリン発見直前のそれらの心もとない時代に於ける人々の窮状を説明している。

一九二一年五月十二日、ノバスコシア州出身で三十七歳の既婚女性は、ジョスリン医師と彼の同僚に診察して貰う為にボストンへ困難で高額な汽船の旅をした。彼女の手紙からの抜粋は、多くの情報を提供して呉れている。ディーコネス病院の病棟の病床で彼女は書いた。

私達は、日曜日の朝六時に目覚めました。そして重苦しい霧とたゞ滝の様に降って来る雨と一緒にボストンから数マイル以内のところにいました。私達は全く、非常に長くて、こうるさい朝を迎えました。検疫を通過し、それから移民局へ……私が、二年以上もの間ジョスリンのマニュアル以外に主治医を持たず、だから医師の証明書がないことを五十回も役人に説明していた時に、ピット（彼女のいとこ）が突然現れて、私の医師の証明書を提供するよう言い張って譲らなかった大層気難かしい保健所員から私を救い出して呉れました。

ジョスリン先生は、日曜日の夜に病棟へ二〜三分間お見えになって、私は実に最初から先生がとても好きになりました。次の朝、先生は御自身で私を診て下さいました。先生の病院の助手であるルート医師は、ジョスリン先生そして毎朝医師と回診する看護学生二人と一緒でした。ここに来た時には、私の体重は未着衣で七三・五ポンドでした。その時以降、その数値と七一の間を行き来しましたが、私が持ち込んだその体重以上のほんの僅かでさえも、決して超えませんでした。私は、立ったり、坐ったりして計測されました。私は、文字盤の付いた異なったガラス管に息を吹き込まなければなりませんでした。血糖値表の為に一週間に二度も私の腕から採血がなされました。これ以上どんな大事件も残されうるとは考えもしませんでした……私は、どれだけ長く滞在出来ることになるのかをまだ知りませんが、ジョスリン先生が私にここに居る様にと今、助言されたならば私はその様にするでしょう。そしてそれには要する費用が大層かゝります！　私のチケットは、五〇・五〇ドルでした、そして私はマリー（三週間滞在した患者）の為に同じ額を支払わなければなりませんでした。私は鉛筆で書いているからといって、私がベッドの中に居ると思わないで下さい。実を言うと私は残りの半日の今はベッドの中に居ます。しかし、他の日にはベッドを離れ、少しばかり歩いて、そして通常は服薬時に書き物をするのを試みています。どうして私の体力がもっと早く回復しないのか理解出来ません。ジョスリン先生は、私が申し分ないと考えてみえる様に思われます。先生が話された各個人用講義でも、私が二年間食事療法のみで管理していることを新しい患者に説明してみえました。そしていつも〝非常に注目に値する〟患者として私に就いて話されます。私は、モデルの一つとして指摘されていることを少しでも拡げられて欲しいととても思っています。

この手紙の重要な特徴は、彼女の体重が際立って痩せた人のそれであったこと、そして彼女の体力が活動範囲をベッドから椅子のレベルにのみ許されていたのを示していることである。低栄養治療という一連の医療が、筋肉量を犠牲にして彼女の血糖を低く維持していた。〝エネルギー平衡〟の複雑な性質は、更なる説明を全く必要としていない。

この手紙の他の目立つ特色は、ノバスコシア州の様な北アメリカの田舎地方では、糖尿病に就いての知識が欠如しているというその実例である。マニュアルが、患者の唯一の指針であった。それ故に、〝海上で独立している〟あの島々（訳者註：ノバスコシア州は三方を大西洋に囲まれた半島で、シグネクト地峡を介して大陸と繋がっている。）の特徴すらも超える自立の必要性は不可欠なものだった。

この女性は、一九二三年の初め、この手紙を書いた二年後に、十歳以下の子供達を残して亡くなった。インスリンは、その年の遅くに普遍的に入手可能となった。

インスリン

彼の卓越さを考えれば、ジョスリン医師が〝インスリン委員会〟の委員として北アメリカに於ける医師六名の一人に選ばれるのは当然の成り行きだった。委員会の役割は、供給の乏しく、標準化されていない、私的に生産されているインスリンの種類に取って代わるべき、入手可能な商業的製品の最初の臨床試験を手伝うことだった。イーライ・リリー社は、その所長の指導の下、一九二三年の夏までにアメリカ市場に上質なインスリン製剤の大量供給を準備し始めていた。その時までに、二十世紀に於けるこの最初の治療上の大発見の時から二十四カ月が経っていた。

一九八二年に出版された本「インスリンの発見」で、著者マイケル・ブリスはインスリンの効果に就いてEPJの驚嘆したコメントを引用している。

一日二回皮下注射されるだけのこの透明な液体が、弱っている赤ん坊から、子供、大人、老人の男女を問わず、ほゞ正常な状態にまで回復させるとは、未だに不思議に思えてならない。（一六一頁）

一九二二年のクリスマスの頃までに、私は何度も復活に近い情景を目撃しました。私の目の前で、エゼキエル（訳者註：旧約聖書中の三大予言書の一つ「エゼキエル書」の著者）の見た乾いた骨の谷の光景が繰り広げられているような気がしました。（一六四頁）

騒々しい子供達が彼の診察室を訪れた時には、インスリン登場前の青白くそして疲れ切った記憶と比べてはっきりと目立ったとても元気な彼等を見て、彼は大層喜んだ。インスリンが入手出来る様になった年に、ＥＰＪは彼の教科書に書き留めた。〝全く幽霊にすぎなかった子供達が成長し、遊び、騒音を立て始めるのをじっとみつめ、彼等の母親の笑顔を再び目撃し、そして忠実な食養生を行って十年後にこの若い大佐が地方のゴルフ大会ですでに優勝を勝ちとったのを新聞で読むことが出来る時に、誰が休暇を望みますか。〟

それから、ジョスリン医師は彼の読者に警告した。

インスリンは依然として、その揺籃期にあります。新しい可能性は、なおも広がり続けています。我々の知識のずれは、最も多い軽い読み物ですら、彼等が満たされるであろうという期待にははっきりと示されています。多くは患者、研究者、医学生あるいは一般の実地医家をそそのかすような困ったことが説明されていて、そこには誤ちそして素直な意見が計画《デザイン》（その言い廻わしはしばしば使われている）で時折表現され、恐らく、確かめたりあるいはまごつかせたりして他人を刺激しているかも知れません。

この陳述をする二年前、ＥＰＪは医学に纏《まつ》わる著述の中ではじめて予言的に、インスリン非依存性糖尿病（訳者註：二型糖尿病）に起因し、結果として発生するであろう公衆衛生の問題に言及した論文を書いていた。一九二一年の〝糖尿病の予防〟と題した記事で、彼はマサチューセッツ州オックスフォードの彼の故郷に於ける両親の隣人に関する実際の思い出にふけった。

七人中六人だけれど、一家の頭《かしら》皆が……［三つの］隣り合った家に住んでいて……平和な、楡の並木沿いの……街……ニューイングランドの田舎町で……糖尿病に屈した……誰も伝染病に就いて語らなかった……再発を予防するのに発生源の発見に採用されて来たであろう手段を考えなさい……（どうもそうらしいので）……もしこれらの死が猩紅熱、チフス熱あるいは結核が原因で発生していたならば……病気は糖尿病だったから、そして死は著しい年月を経て生じたから、死者は気づかれずに消え去った。

肥満の危険性に就いてのジョスリン医師の警告は、彼の著述の多くに登場する。（彼は耳障りにそれを述べているので、人は〝滋養に富んだ部分〟のグループに属するのを避けたのであろう。）活動性／臨床糖尿病（active / clinical diabetes）の発症遅延あるいは寛解《かんかい》は、加齢と共に体重が増える傾向を避けることで最善が成し遂げられると、彼はたえず強調した。ＥＰＪは、彼の成人の全期間を通して体重一ポンドさえ増減が無かったと述べていた。恐らく、彼の母親から遺伝的に受け継ぎ、そして彼の母方の祖父が非常に肥えていた事実によって、悪化する糖尿病が発症しやすい彼自身の体質を、彼は恐れていた。

長年に亘って、ジョスリン医師はいつも患者を対象とした講義を行うことに同意し、そして月曜から金曜のいつでも、彼の同僚および特別研究員と一緒に講義予定表に彼の名前を載せていた。彼が溢れんばかりの水で満たされた二つのバケツを持って大教室に到着した時の一つの逸話は、彼のユーモアのセンスを例証している。彼は壇上に苦労して上ったが、水がこぼれ出してしまった。彼の芝居じみた仕草は過体重の状態によって膵臓に課せられた負担を説明するためだったと、彼は釈明した。

ジョスリン医師の仕事に対するインスリンの衝撃

インスリンの出現は、ジョスリン医師の生活に深刻な悪影響をもたらした。インスリンは、彼の患者への仕事量の急激な増加をもたらし、そのことはより多くの職員と助手を必要とした。インスリン到着後、彼の最初の被任命者はプリシラ・ホワイト医師だった。彼は彼女が彼の病院の臨床検査室で勉強している医学生であった時に〝見い出していた〟。ジョスリン医師は、近代的な訓練を受けた病理学者シールズ・ウォレン医師が赴任して来た一九二七年まで、ディーコネス病院臨床化学検査室の世話をしていた。ますます数が増える医学生は、その時代に夜間診療を助けるのに雇われた。とりわけ糖尿病性昏睡に就いてジョスリンチームの治療で求められた多数の血糖測定の為に。ウォレン医師の着任によって、ジョスリン医師はすぐに食前の血糖を終日確保出来るようになったお陰で、血糖レベルの連続パターンはインスリン治療の道案内をすることが出来た。これが、血糖を監視《モニタリング》することの始まりだった。

職員の数を揃えるという変更に加えて、ＥＰＪのベイ・ステート通りの家もまた、殺到する患者の世話をするのに改装が必要だった。屋敷の上階へより多くの患者の出入を可能とし、とりわけ、かつてはお手伝いさんの部屋だった場所に設けられた臨床検査室で数々の検査と瀉血を行う為に、オーティス・エレベーター商会のエレベーターが据えつけられた。

地下室の空間は、放射線装置と更衣室を収容する為に改装された。

症例二三八三：ノーベル賞受賞者

ジョスリン医師の台帳〝黒いノート〟の症例は、再び、インスリン登場直後の時期へと我々を導いて呉れる。そして症例二三八三は、初期インスリン時代の崇高なドラマへと案内して呉れる。それはパットナム家の様な由緒あるボストンの名門出の三十六歳の医師を巻き込むものだった。彼は、子供として、後に既婚男性として、いずれの時期もマールボロー街に住んでいたジョージ・マイノット医師だった、彼の父親は医学部時代のジョスリン医師が最も敬愛した指導者の一人であった。そして一九二一年にはまだ存命していた。

病気は、社会的階級や教育的学識を重んじることなく発症する。ジョスリン医師の様な多くの平等主義的〝専門医〟の医師は、はじめの内は〝少数の特権階級〟によって捜し出されたが、概して彼等はよりもっと限定された富裕層の人達であったというよりも彼等の運命を全く受け入れない人達だった。〝教授のところへ行こう〟という金言は、〝少数の特権階級〟であるこのグループの人達によって早くから活用され、そして距離が余りにも遠いことなど問題ではなく、とりわけ若い人がジョージ・マイノットの症例の様な致死的病気に見舞われた際にはそうだった。インスリン発見に纏《まつ》わる物語の映画「皆にとって足りる栄光（Glory Enough for All）（ＰＢＳ 一九八九年）」は、アメリカ合衆国国務長官の妻で、疾病の状況が絶望的なチャールズ・エヴァンス・ヒューズ夫人に似た様な例を描いていて、彼女は娘の致死的な衰えを覆そうと試みてバンティングに彼の最初となるインスリン供給を求めた人だった。

症例二三八三は、ジョージ・マイノットだった。「好奇心の強い医師」と題したマイノットに就いての一九五六年の伝記の中で、ラックマン医師は、後に医学へとても偉大な貢献を成し遂げることになるこの男に、ジョスリン医師がインスリンを与えることにどんなに興奮したかを書いている。

症例ジョージ・マイノットの病歴は、フレデリック・アレン医師の〝低栄養〟療法と十分なインスリンの入手可能なこととの間に存在する〝移行〟期の劇的な状況と悲哀を描いている。〝インスリンによって救われた〟という言葉は、幸運な人達を描写するのに用いられた表現だった。

多くの劇的なシナリオは、新しいホルモンを入手出来なかった糖尿病患者が最後まで主役を演じたが、一九二二年の殆どの期間この新しいホルモンには不十分な量としばしば粗末な品質の問題が付きまとった。移植およびエイズ治療の様な新しい進歩が限られた人にのみ役立っているのは今日でもそうであるが如く、その時代にはインスリンがそうであった。

ジョージ・マイノットが糖尿病に罹った時、彼は九年間医学部から離れていて、血液病専門医として前途有望な職業に従事していた。マイノット医師は、尿中に七パーセントの糖と血糖が四三〇ミリグラム／デシリットル含まれており、彼自身で糖尿病と診断した。ラックマン医師が詳しく述べているけれども、マイノットの体重は一四七ポンドから一三五ポンドに減少した。彼は身長が六フィート一〜一／二インチあったので、この体重減少は外見で彼をほゞ〝悪液質〟にしていた。ラックマン医師は述べている。

ジョスリン医師への最初の訪問時に、炭水化物一八九グラム、蛋白質八九グラムそして脂質一五グラムの一日の治療食が処方された……〝食事摂取量の記録は、尿中の糖の記録が重要であるのと同様に治療に必須な手引きになるであろう〃、とジョスリン医師は述べた。一週間後、食事摂取量は炭水化物五三、蛋白質四〇そして脂質一七に減らされた。そしてそれは僅か五二五カロリー、言い換えれば彼がベットに静かなままでいるならば一人の男が維持に必要とするカロリーの大凡《おおよ》そ三分の一だった。二週間後、尿糖は減少し、血糖は一九〇ミリグラム／デシリットルにまで低下した。糖尿病は、快方に向かったが患者は痛ましいものだった……文字通り飢えていた……そして彼はそう見えた。彼は体重が七ポンド以上減った……食事は増やされた。そして彼の体重は再び一三四ポンドに増えた。その一部は身体内の余分な液体の貯留によるものだった。

彼の記録から、マイノットの食事療法では、彼の体重が大凡《おおよ》そ一二〇ポンドに前後した一九二二年の大部分は大凡《おおよ》そ二〇〇〇カロリーであったと思われる。彼の血糖は、一五〇ミリグラム／デシリットルの範囲内にとどまった。十五カ月間、マイノット医師の食事療法は、糖尿病の食事療法で求められた〃指図すること、監視すること、定量することとそして改良すること〃の全てに模範的な例だった。食物のこの巧みな操作は、アシドーシスという絶えざる恐怖からの死を避けるには必須だった。

一九二三年一月、ジョスリン医師はマイノット医師の為にインスリンを確保することが出来た。当初、彼は一、二そして三単位の三用量の治療を受けた。そして二～三カ月経って一日一四単位に増やされた。一九二四年までに、マイノット医師は朝食前にインスリン一八単位、そして夜にインスリン一四単位を注射した。彼の妻は、〝これが、結婚して以来彼が病気で七～十四日を無駄にしなかった最初の冬です〟、と報告した。

ラックマン医師は、マイノット医師と彼の妻が彼の食事療法を維持した不屈の精神と細心の管理を書き留めている。


糖尿病は重症だった。ジョージとマリアン（彼の妻）の二人は、苦痛に耐える精神力を持っていた……現れていたかも知れないよりも、ずっとより計り知れない耐える精神力……ジョージとマリアンは何処かへ旅した時……外で晩餐をしに街へ出掛るのに合わせて……彼等は小さな黒革の下に、曲げられるカバンを一緒に持って出掛けた。そしてそれは容態の良い日にみられたが、それでもやはり全て無事であった折にであった。そこには、Chatillon の秤と薄いパイ皿を、そして後に時折、インスリンの瓶が、青い紙の小さなブロックと数本の鉛筆は言うまでもなく、注射器、アルコールと規格のスポンジが一緒に入っていた。食物を自由に取って食べるのに、ジョージは彼の晩餐の皿に食物を載せる前に秤でその重量を調整する為に、まず最初にパイ皿の上に食物を置いた。重量は青い紙に書き留められ、彼はそれを片側に置いた。しばしば、彼はマリアンの方に振り向いたことであろう。〝ホウレンソウはどれほどと貴方は言ったかな？　私は、カクテルと一緒に食べるクラッカーとチーズの小片を見込んでおいたよ！　私はクラッカーを五グラムとして、そしてチーズを二グラムで計算したが……それは正しいよね？〟　マリアンはジョージが出来たであろうよりも、よりもっと良く食物の評価を記憶することが出来た。そして彼女は彼が何を摂るべきかを知っていた。

マイノット医師は、有名なフランシス・ピアボディ医師の死に伴って、一九二八年にソーンダイク研究所の管理者の仕事を引き受けることに踏み切った。この任用の二年前に、彼は悪性貧血症の肝臓療法に就いてマーフィー医師と一緒に将来性のある仕事を行った。

これらの年月に、インスリン注射後の反応が彼にとても大きな不安をもたらした。明らかに低血糖で、彼は突然の怒りで特徴づけられた性格の変化を経験した。彼の妻は、夫を助ける為に知識、楽観そして進んでするという模範的な組み合わせで彼を支えた。マイノット医師は、悪性貧血症の治療への貢献で一九三四年にノーベル賞を受賞した。

　ジョスリン医師は、マイノット医師の糖尿病への対処に於けるこの人の努力、そして医学に於ける彼の業績に鼓舞された。一九六〇年に、ジョスリンはマイノット医師に対して銘版——彼の新しいクリニックの正面に設けられた医学と糖尿病の歴史を詳しく述べた一連の中の一つ——を捧げた。銘版に就いて述べている本の中で、ジョスリン医師は認《したゝ》めた。

〝マイノット医師の食事療法と病床ノートは、正確、詳細そして極端である。主として三パーセントの炭水化物と野菜で構成されたスパルタ式の食事療法で生き続けることを彼自身に強いることなくしては、意志薄弱な、そして弱った悪性貧血患者に生の肝臓まるまる一ポンドを毎日食べる気にさせた想像力、精神力そして強い自信を、彼が決して身につけることはなかったであろうと、私は考えたい。〟

ハリエット・マッケイ、訪問看護師、そしてジョスリン医師の台帳　症例二四一九

一九九〇年代初め、ディーコネス病院看護師同窓会は、ジョスリン記録保管所に別の時代のいくつかの厚紙のスーツケースを寄付した。それらには、インスリン到着を目撃した一九二二年のディーコネス看護学校でよく知られたクラスの学生の一人、ハリエット・マッケイと言う名前の九十歳の老看護師の所持品が含まれていた。彼女は、ジョスリン医師によって最初の〝放浪する〟糖尿病患者教育専門看護師に選ばれた。この好奇心をそゝる肩書きは、今日の訪問看護師と個人に所属する職務、すなわち一対一の看護師の特色を組み合わせた看護業務のカテゴリーを示していた。看護用語で、彼女は第二次世界大戦前に広く普及した型の〝契約〟看護師だった。これらの看護師は、しばしば専門を持っていて、そして或る期間を一家族によって雇われた。

ディーコネス看護学校の学生は、多くの局面を持った糖尿病の管理で厳しい教育課程を課せられた。これらの学生は、大きな膿瘍そして足の感染を含める症例を受け入れている外科病棟を手伝った。多くの症例が、適切な包帯の取り扱いに格別の注意を払いながら広範囲に亘る介護を数週間必要とした。看護師達は、栄養士誕生前の時代であったので、足

病変の進行を止めるのに開発されているプログラムから、計量された食事療法計画の履行に向けてＥＰＪの熱量測定を手助けするまで、幅広い領域の職務を取り扱った。

インスリン治療の到来で、ジョスリン医師がディーコネス病院の看護師の役割を、家庭での糖尿病患者およびその家族に対する管理を含めてまで拡大を求めたのは必然のことだった。これらの患者と彼等の両親は、とりわけ最初は、インスリン注射の技術と食事療法の訓練に多くの教育指導を受ける必要があった。インスリン注射をする人にとって毎日の日課は、インスリン注射の正しい投与量が活動状況の異なりで幅広く様々でありえたので、毎日食べられた食物の分析と軽食の計画をたてることが欠かせなかった。結果として生じた精神的錯乱を伴うインスリン反応（訳者註：低血糖反応）を避けることは、医師、両親そしてインスリン使用の初心者からなるチーム全員に当然のこととして求められた。働くこと、自動車を運転することあるいは安全に運動をすることが、指導された〝試行錯誤〟の経験を通して規定を必要とした事態の全てだった。安心させることが必要とされた、そしてこの類の支援にはよく教育されそして経験を積んだ看護師よりもっと良い誰がありえただろうか。

マッケイ夫人のスーツケースにはまた、その時（一九二五年）にずっと改良された Folin-Wu 法で糖の測定をするのに、精巧なガラス器具を支えた、興味深い一フィート正方形の木製の箱が含まれていた。オットー・フォリンは、ハーバード大学の臨床化学に於ける先駆者で、ＥＰＪの親友だった。この装置は、血糖を測定するのに病院の方法に比べてよりもっと速い方法を可能にした。この装置は、恐らく余り頻回には用いられなかった。そしてマッケイ夫人の筆記帳からの表記によれば彼女が主にサム・Ｒと命名された特別な患者にそれを使用したことを示している。この骨董的な木製の箱は、多分今日存在する家庭血糖測定装置の最も初期の例である。

ジョスリン医師によってマッケイ夫人宛に書かれた、慎重に保存された手紙は興味深いものである（抜粋されたもの）。

一九二三年五月十八日

親愛なるマッケイ夫人様

ビルトモア（ニューヨーク市のホテル）で昨日そして今日と、貴方が私に施された全ての御親切に対して貴方にどうお礼を述べたらいいのでしょうか。実際それは患者の為に事態を成功させました。というのもそうでなければケンセス夫人［家政学教授で部長］は仕事量でたゞ圧倒されていたことでしょう。私が貴方に手紙を書いた後で懸念しなければならないことは全くありませんでした。何故ならば貴方が全ての問題をいかに上手く処理しえたかを知ったからでした。

サム来訪ありがとう。

いつの日か、私が貴方の為に何かをすることが出来るのを望んでいます。

敬具

エリオット・P・ジョスリン

この手紙に述べられている会議は、主として若年性（一型）糖尿病患者の治療を目的としたリリー社の新しいインスリン使用に関わる最初の集会の一つあるいは人々だった。

ジョスリン医師は、多くの年月を経た後に、マッケイ夫人の患者、サム・Rの経過報告に意見を述べた。彼は一九六〇年に認《したた》めた。

病院の教育クリニックの起源：サム・Rは、インスリンの発見直前の一九二一年に十四歳だった。当初、彼は家で注意深く治療されていた。そして二、三カ月後に私の診察および最も経験豊かな看護師の一人、マッケイ夫人に看て貰いに訪れた。彼女は彼と七年間付き合い続けた。彼等は役立つことは何でもした。病気のコントロールは最高だった。マッケイ夫人は、ゴルフあるいはテニスのゲームが、インスリン五単位に等しいことを見い出した。平日には、彼等はニュージャージーからケープコッドに向けて彼等専用の飛行機単独で飛んだ。二十五歳の終わりに、彼が身体的に健全であり、そして眼科医であり網膜学者である専門家によって証明されたのだが、完全無欠の眼と動脈の持主であることに我々は気づいた。彼は、人が人生を気楽にするのに考えたであろう全て、そしてそれと一緒に、全《あら》ゆる環境下で彼にゲームの規則を一定不変に固守させる彼独自のバックボーンを持っていた。今、彼の例を一成果として、我々は多くの患者によって生み出された病院教育ユニットを持っている。だから他の人達は、ほとんど経費を要することなく、サム・Rが経験したことを経験することが出来る。

患者報告書と患者教育の向上

ジョスリンと後の彼の同僚は、苦心してつくりあげた口述システムを開発した。そのシステムは、ボストン市あるいはエドワード七世時代の都会の紳士的な医師から望まれたところの洗練された文章の情報伝達の習慣を遙かに超えて広がった。例えば、各々の患者は彼等の診療所の約束として同日に口述された〝報告書〟を受け取った。これらの書簡は、検査の数値および身体的検査の極めて重要な事実と一緒に患者に提供されたばかりか、健康問題に就いて患者との約定に必ず含んでさえいたかも知れない助言の全《あら》ゆる範囲を大抵含んでいた。

ベイ・ステート通りの最後の年に、一人の秘書が次のようなクレームをつけた。彼の家、病院、研究あるいはキャンプ基金への協力要請の為に〝一様に五〇セント〟を寄付することを個人的に各患者に書くというジョスリン医師の習慣で彼女が精神錯乱に陥ったと。

ＥＰＪは、彼の疫学研究の為に患者の所在に就いてたずねるいくつかの方法を開発した。個々に署名された書式の手紙が、ＥＰＪによってペンで書き添えられた個人宛ての短信と一緒に毎年発送された。彼は、もし患者がその通りに気が向かなかったならば、他の人達が健康に就いて個々の状況（患者が亡くなったあるいは彼と気持ちを伝え合うには余りにも身体障害者になっていたかも知れない可能性をほのめかすこと）を彼に書くことが出来るか否かを丁寧にたずねたことであろう。

ジョスリン医師は〝教えることは看護することよりもずっと安い（cheaper）〟と述べることが大好きだった。彼は続けた、〝我々は一度に一つの背中を掻けるだけだが、我々は多くの患者を同時に教えることが出来、そして各々が他の患者を多分教えられるであろう。糖尿病患者教育クリニックの成功は、何も驚くことではない〟。

ＥＰＪと彼の職員は、彼の第二版のマニュアルの時から特別の教育資材一揃えを考案し続けた。三十年以上の間、接着された重い紙の法定サイズの薄板が、彼のグループを訪れた各々の患者にとって基本的な教育のアイテムとなった。薄板の一方は、グラム重量で正しい総量と一緒にモデル食プランの糖尿病治療食、そしてその上グラム単位で食物の数値が記載された表から成っていた。空白のメニュー部分は、患者の実際の食事療法の為に用意されていた。患者は、この紙の薄板を台所のキャビネットにはり付け、そして以後の訪問毎にそれを持参することを指示された。ケチャップ、マスタード、小麦粉そしてこの類《たぐい》のしみをつけることは、いずれの診療訪問時でも医師によって診察される際、その臨床的活用にたえず歓迎される所見となった。

この書類の反対側には、低血糖―インスリン〝反応〟と呼ばれた新しい問題を阻止する為のガイドラインと同時に、足のケアと初期アシドーシスの治療に関する一般的な助言が載せられていた。僅かなインスリン反応は正常なコントロールに近い良い証とジョスリングループによって呼ばれていたので、〝インスリンショック〟という言葉の使用は避けられなければならなかった。その作用持続の短いレギュラーインスリン（結晶亜鉛インスリン）は、作用時間の非常に長いプロタミン亜鉛インスリン（protamine zinc insulin, PZI）が用いられる様になった一九三六年までは唯一利用出来るホルモンだった。

ジョスリン医師は絶えず、彼の教育する方法をより範囲の広い聴衆に広めることに興味を抱いていた。マイノット医師とサム・Rは、治療の全《あら》ゆる状況に於いて個人的な助言と指導を受ける立場にありえた。余り裕福ではない患者は、ジョスリン医師の患者教育資材から大いに恩恵を得ていた。この時期の活動開始から、ＥＰＪはまた、糖尿病という疾患に精通することと個人の自立にその主眼点を置いて、教育する過程の自然な広がりとしてキャンプを推進した。

糖尿病患者の再教育は、インスリン導入後の最初の十年間でますます増加すると言及されていた。ＥＰＪの言葉である〝安全の島〟が、彼の文章に登場した。それは、彼にとって最新の検査方法および教育方策が実地医家による照会に役立ちうる複合的な糖尿病センター創設の必要性を意味して来た。この発展的なモデルユニットは、彼のベーカークリニックにあるべきものだった。世界大恐慌および本来のベーカー家蓄えの評価下落にも拘《かかわ》らず、彼はディーコネス病院の乗り気ではない管理者に建築工事を始めることをせがんだ。

インスリンの後遺症

インスリンは、薬がそれ自身の権限を創造する、そんな大きな発展期にあった。一九二二年の国際インスリン委員会の医師それぞれとアメリカとカナダ全土に横断して散らばっている他の十二人の医師は皆、ジョスリン医師による糖尿病ガイドブックの様なものを創り、インスリンに頼る患者の増加に対して世話をし、そして可能な限り彼等の研究を継続する為に助手に協力を求められる様に素早く企てた。インスリンが到来した時、クリニックという外観だけでジョスリン医師のグループの診療態勢は人を含めて整っていなかった。そのため彼は二人の同僚を得た。事実上、ＥＰＪの業務は、早くも一九一〇年には〝クリニック〟として付託されていた。彼が関係した彼の家と病院とにまたがる新しい臨床検査室とジョスリン医師とを結ぶものは、一つの病気に対して彼が重視したことおよび彼が医療助手に求めた安心に結びついて、全てが私的な〝クリニック〟として彼の業務のアイデアの発展に早い時期から寄与したと思われる。

患者治療に対する特別プログラムの創作

インスリンが到着した時、ＥＰＪは彼のチームを拡大し、そして急速に増加する患者を診る負担という困った事態に遭遇するのに備えて新しいプログラムを創作した。インスリン導入前の時代、彼は台帳に年間二〇〇例の新患を加えた。インスリン導入後の最初の十年で、彼は年間ほゞ八〇〇例の新患をつけ足した。

インスリン導入前、実地医家によってＥＰＪに紹介されて来た最も一般的な患者は、ケトーシス易発性の糖尿病を病んだ若い患者および下肢の好ましくない壊疽を持った多くの年配者だった。インスリン導入後は事態が変わったけれども、主に病状の程度であった。アシドーシスはインスリンでより上手く治療された。それでこの亜急性あるいは急性の疾病の最初あるいは二回目の発症に就いては、以前に比べてよりもっと多くの生存者がみられた。これらの患者が家で亡くなるのは稀だった。インスリン導入後、ジョスリン医師はこの一番の問題をよりもっと効果的に上手く対処する為に、ディーコネス病院の病棟で看護師による昏睡への対応を組織化した。

ディーコネスビルディングの二階あるいはそれがよく知られていた様に〝Deac 2〟は、アシドーシスを発症した大多数の患者が取り扱われていた急性期病棟を収容していた。集中治療室あるいは救急室でさえもが設けられる以前のその時代に、特別な治療を行う領域が自然に徐々に発達していた。苦心して作りあげられた看護プロトコールは、著しい高血糖／代謝の激変で麻痺した腸機能を回復させる為の詳細な方法を完備したもので、次の二十年で開発された。経静脈補液を含めて、糖尿病性ケトアシドーシスの治療にとって今日では頼みの綱のプロトコールは、一九四〇年代終わりまで完全には完成されていなかった。看護師と医師からなるこの勇敢なチームは、保証された無菌状態で必要とされた経静脈補液の迅速な供給を欠いていたし、カリウム欠乏の様な電解質異常の表示に就いて完全な知識もまだ持ち合わせていなかった。血管虚脱を避ける為に液体を非常に注意深く一時間毎に経口投与する水分補給は、この看護師／医師チームに対して大きな挑戦を提示した。ディーコネス病院の看護師は、アメリカ合衆国中で糖尿病性昏睡を管理することに於いて最もよく訓練された専門家として評判を得た。彼等の主要な医師指導者として、ＥＰＪは彼等の唱導者となった。

足病変チーム

前々から、ＥＰＪは外科医、内科医、手足病医そして専門看護師から構成された血管チームとして組織された肢救済の取り組みを創始した。彼は、これらに関連した外科的処置を必要とした患者が内科病棟に居たならば、そのチームが患者に最善の行為を施せるというアイデアを発展させた。〝足病変回診〟と命名された検討会への出席が、関連したそれらの専門家に強要された。それは、内科あるいは外科の威厳のある回診にスタッフ全員の出席が求められるのと殆ど同じだった。

包帯と消毒剤に関する特別なリストを持った専門看護師は、少なくとも一日に二回巡視を行った——午前中に外科医とチームの他のメンバーとたえず一緒に、そしてそれから指示された様に包帯を取り換える為にその日の遅くに。これらの〝専門の包帯看護師〟は、〝足病変ルーム〟の看護師として知られることとなった。その名前の由来は、ＥＰＪが婉曲にそう名付けたのだが、糖尿病足病変の為の〝足病変ルーム〟あるいは〝美容院〟として一九二六年に特権を授けられた専門ユニットに基づいていた。日課の治療は、新規に設けられた手足病医（今日の足治療医の先駆者）によって、この部屋で実施された。

このハーバード大学チームに〝足指の爪〟に関わる医師が参入したことは前例のない行為で、侮辱感から長い間整形外科医の心をうずかせた。ウェストロックスベリのケリー医師を選んだＥＰＪの独創性は、良い判断であったと彼は思った。この手足病医は、靴の処方に従事して骨の折れる仕事に耐える我慢強さ、有効性を見い出しそして予防医療に興味を抱くという特性を持っていた。とても恐ろしい足、足指の変形そして感染のもとになる病原菌侵入の局部を創りうる糖尿病患者にしばしばみられる〝無感覚〟の皮膚が原因で生じる更なる外傷を避ける為には、適切な足の装具が必要だった。ＥＰＪは、後に血管外科医として知られることになる外科医を血管の〝傷ついた〟状態を持つ患者にあてがう代わりの専門を案出した。足治療医は、外科医によって管理され、内科医を助けた。やがて、ジョスリン一家の伝統で、このチームアプローチは足病変治療と血管外科の両方の発展を促進した。

足病変の症例が検討の中心ではなかった週の日には、医師と特別研究員のジョスリン一家のチームは、朝八時に落ち合った。時間に遅れないことに強く重きを置くことが習慣となった。丁度入院した症例、最近亡くなった患者、そして難しい症例が、三十分以上早く到着したであろう上級研修生によって、非常に独特の医学的な簡略表現でジョスリン一家の教室の大きな黒板にチョークで全て列挙された。ジョスリン医師そして後にルート医師が、各々の患者に就いて討論を引っ張っていったものだった。例外なく、各症例は秘密の流儀で、病歴に何の言及もなく、症例の顕著な特徴を暗唱で述べられたことであろう。患者の状態あるいは家族に就いての私的なコメントは、ＥＰＪおよびルート医師によって歓迎された。それからグループは、レントゲン技師が待機していた放射線科へ列をなしてくり込んだ。要するに、全儀式は六十分かゝった――それ以上でもなく、それ以下でもない。

土曜日には、この集会はより短く、そしてより非公式だった。多くの土曜日の午前中に、病院の回診および診療所の診察予約をこなすことが習慣だった。(ＥＰＪは、仕事をしている人あるいは農民にとって、その頃に診て貰うのがより容易であろうと気づいていた。)

一週間の労働日数にも拘《かかわ》らず、ＥＰＪと彼の同僚は勤務時間を上手く逃れる算段をした。ＥＰＪは彼の農場へ出掛けたが、たゞ一人で、あるいは全《あら》ゆる身だしなみの子供達および訪問者と一緒に馬の背に乗ることが、〝バファローヒル〟での如何なる滞在でも中心となる活動だった。そこに滞在中、彼は書状を書いたり、口述したり、彼の妻を楽しませたり、そして管理人の仕事を監督することを上手くこなして行った。太った召使いの手助けが、この活動の全てを容易にした。そこには、多分短い期間だが、乾し草づくりをする季節に彼の幼い子供達と一緒に彼の乾し草作りに従事する姿の家族写真がある。アルプス帽、シャツそしてネクタイで装《よそお》われたＥＰＪを写している、その様な写真の一つの背景に小作農民達が見てとれる。一九三二年以降に、彼は寛大にも、彼の農場を近くのクララバートン生誕地ガールズキャンプ場に、遠足、ポニーの乗馬そしてゲーム用にと申し出た。この同じ継続的な誘いは、一九四八年以降にボーイズキャンプ場にまで拡げられた。ＥＰＪは、最も主要な寄贈者が寄贈の申し出を取り下げると脅かした時には、彼自身に因んで命名されたそのキャンプ場を持つことに非常にしぶしぶだが同意した。

第2章

一九三四年——二番目の住所：ベーカークリニック、ディーコネス通り、ボストン

エリオット・ジョスリンの経歴で画期的な出来事を意味する二番目の主な住所は、ベーカークリニックである。一九三三—一九三四年に建造されそして使用されたこの建物は、ジョスリン医師に糖尿病の研究と治療の両方を発展させるという使命に焦点を合わせることを可能とした。ジョスリン医師より十歳年上の、ハンブルグそして後にウィーンに移ったカール・フォン・ノルデンは、その時代に現代の糖尿病施設に似たデザインを立案していた。ジョスリン医師は、このよく知られたドイツの教授によって設計された特徴のいくつかを、彼のベーカークリニックのデザインに反映していた様に思える。

記録は、ジョスリン医師が彼の将来の建造計画を進める為にディーコネス病院の近くに、

時間をかけて土地を三区画購入したことを示している。彼は、ベーカークリニックに中央用地を割り当てる為にパーマービルディングの近くに土地を取得した。彼はまた、レザービー夫人とルイス夫人によって最初占有されていたピルグリム通り一六〇と一七〇の二つの板張りの家を入手した。これらは、動き廻われる患者が泊って食事を摂ることの出来るレザービーとルイスのコテージとして知られることとなった。

ベーカービルディングのデザインは、その時代に於けるジョスリン医師の仕事の目標を具現化したものだった。この新しい建物の一階には、ジョスリン医師とスタッフの為に管理者の診療室があった。それはまた、現代的な教室は勿論のこと、足治療診療室を持った足病変クリニックと歯科クリニックを収容していた。

二階には、研究と臨床検査の場所を収容していた。三階には、特別な検査をすることと小児科の患者に対応可能な場所があった。四階には、成人糖尿病患者が我慢出来なかったり、動き廻わったりあるいはそうでなかったりした時の彼等の部屋に充てられていた。五階は、眼の手術と産科学用に設計された、いくつかの手術する部屋を備えていた。小児科と外科の階は、このクリニックの開院後の短い期間だけそれらの目的に適《かな》っていた様に思われた。

ベーカーの屋根と呼ばれた六階は、レクリエーション用に優雅に設計された場所だった。さらに、このことはジョスリン医師の興味が糖尿病治療の一つの柱として運動にあることを強調していた。この時までに、ジョスリン医師は、彼のチームの大部分を招集してベーカークリニックに引っ越した。

ニューヨーク市のジョージ・F・ベーカーは、一九二五年にEPJに診察して貰った。ベーカーは八十代半ばだった、そして彼の資産のかなりの部分をハーバード大学経営学大学院に寄贈することをすでに決めていた。ベーカーはEPJと一緒に居ることがどれほどとても嬉しく、そしてベーカーがハーバード大学名誉博士を受領する際にジョスリン医師に付き添う役目の務めを頼んだことを、保存記録の文書は示している。後に、彼はジョスリンの為に彼が〝何かすることが出来る〟ならばとたずねた。EPJは、慢性疾患の研究の為にハーバード大学医学部に財団を設立することをベーカーに要請した。五〇万ドルの寄付金が、EPJの仕事の〝近代化〟を可能とした。ジョージ・ベーカーの自署された写真が、その時以来EPJの診療所の壁の中央に位置していた。

一九二六年六月日付の暴露的な手紙は、ベーカーが彼の選んだ自動車をEPJに届けるようキャデラック会社に手配したことを漏らしている。ＥＰＪは、その種類の自動車は〝私の生活水準を変えることを強いることになり、そして私はそれを楽しむ時間もないであろう〟との理由で辞退した、その代わりに〝著作に関わる秘書の仕事に対してキャデラックと同価値の割合の援助〟を頼んだ。この要請は、快く聞き入れられ、そしてＥＰＪの一九二八年の第四版の教科書に使用された。それはインスリンを用いたグループの広範囲にわたる経験を報告する最初のものだった。

初期インスリン時代──教科書の第五版

一九三〇年代初期のジョスリン医師は、六十歳を過ぎた時で成功の中程だった――多くの医師が携わる仕事をより少なくするのを試みる年齢である。図９は、その時代のジョスリン医師の代表的な肖像写真であり、仕事に於いて絶頂期で将来への期待に満ちた彼を写している。この時期はインスリン治療の十周年に一致した。そして医療の現場で展開の速い進歩に就いて知らせることが必要とされていた内容を掲載した彼の教科書の、さらに別の版の準備が進行中だった。我々が知っている様な内分泌学は少なくとも始まっていた。

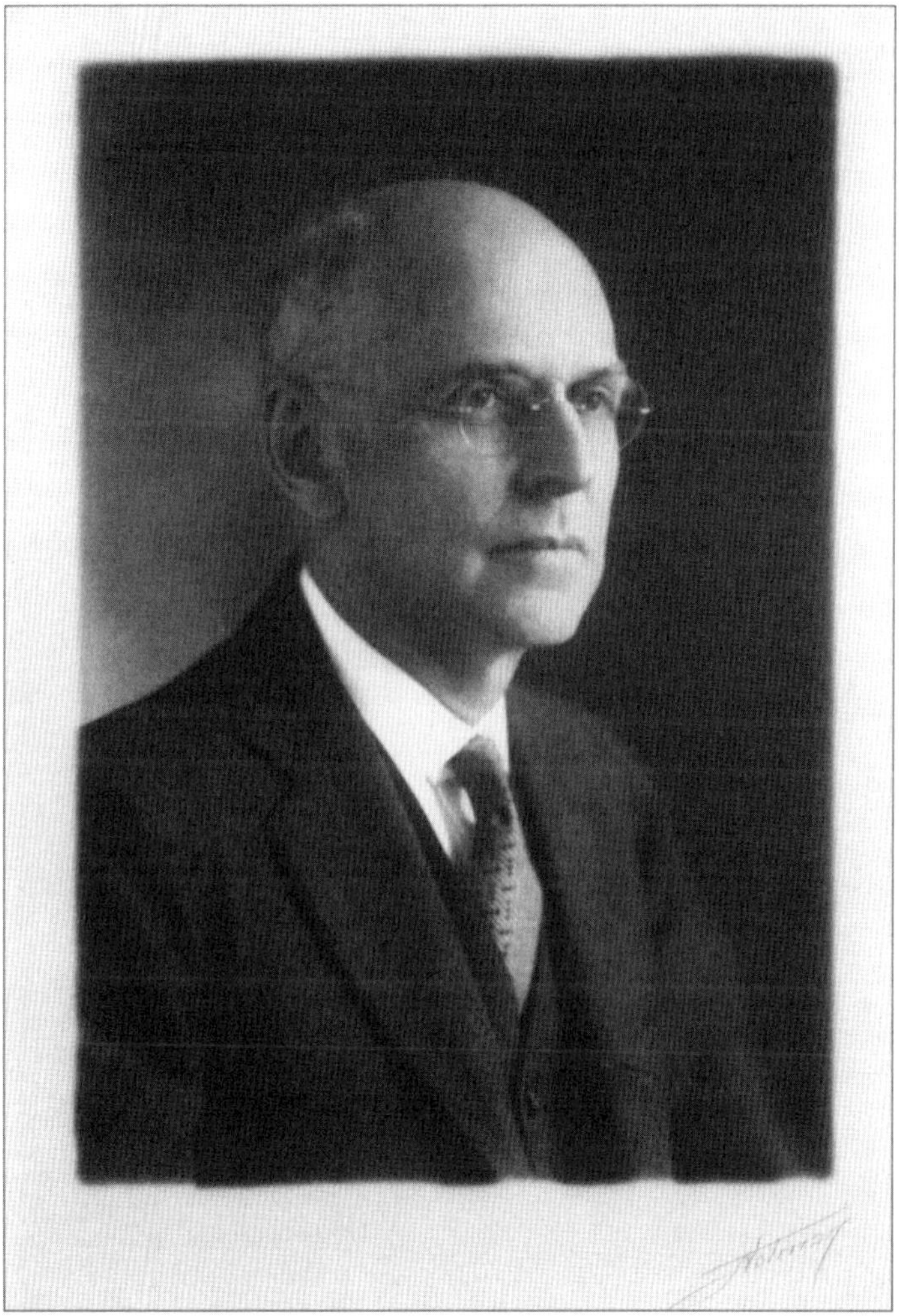

図 9　EPJ―大凡《おおよ》そ 1930 年―年齢 61 歳―百周年記念の写真

そして〝ホルモンのオーケストラ（hormonal orchestra）〟が、糖尿病状態の是正可能への手がかりを持っていることが期待された。研究室に於けるインスリンの最も初期の恩恵の一つは、アルゼンチンの生理学者ウーサイが、インスリンで維持された糖尿病動物が下垂体摘出により要したインスリン量を大幅に減らしたことを証明した時に訪れた。ウーサイは、広く読まれていた医学雑誌「ニューイングランド医学誌（New England Journal of Medicine）」に研究の主題に関する彼の論文掲載を、苦労して確保して呉れたＥＰＪの親切を決して忘れなかった。

ＥＰＪの教科書第五版の題名、「糖尿病の治療」の表紙頁は、図10に示すものである。初めてこの仕事の著作者に、ジョスリン医師の主要な同僚三人、ハワード・ルート、プリシラ・ホワイトそしてアレキサンダー・マーブル医師を入れた。この時から、彼等はこの本の共編者だった――中央部分のイラスト参照。これら三人の人達はＥＰＪが六十五歳になった時に共編者の役目を引き受けた。

THE TREATMENT

OF

DIABETES MELLITUS

BY

ELLIOTT P. JOSLIN, M.D. (Harvard), M.A. (Yale)

MEDICAL DIRECTOR, GEORGE F. BAKER CLINIC, NEW ENGLAND DEACONESS HOSPITAL; CLINICAL PROFESSOR OF MEDICINE, HARVARD MEDICAL SCHOOL; CONSULTING PHYSICIAN, BOSTON CITY HOSPITAL

WITH THE COÖPERATION OF

HOWARD F. ROOT, M.D.
PRISCILLA WHITE, M.D.
ALEXANDER MARBLE, M.D.

FIFTH EDITION, REVISED AND REWRITTEN

ILLUSTRATED

LEA & FEBIGER
PHILADELPHIA
1935

図 10　ジョスリン教科書の題扉、糖尿病の治療、第 5 版、共著者と共に

ジョスリン医師の初期の仲間

もしＥＰＪが初期インスリン時代に法律家であったならば、疑いなく彼の事務所はジョスリン、ルート、ホワイトおよびマーブル法律事務所と呼ばれていたであろう。これら同僚三人――男性二人と女性一人は、彼の成功にとって他のどんな要因とも同じく不可欠な存在だった。先駆者が彼の分野に才能ある人を選び、引き留めるという力量の乏しい時には、革新的なアイデアおよび発見でさえも痛手をこうむることになる。だが、これはＥＰＪには問題ではなかった。早くから彼と苦楽を共にする仲間になったこれら協力者は、彼に深い尊敬の念を抱き、外部からの金銭的および学究的な申出があったにも拘《かかわ》らず、彼等の長い生涯を通して誠実であり続けた。これらの協力者は、ＥＰＪは彼の単独の事業でも公共団体にできるだろうと保証した。

ハワード・ルート（ＨＦＲ）とアレキサンダー・マーブル（ＡＭ）は、各々一八九一年と一九〇二年に生まれ、そして二人は中西部（アイオワとカンサス）からやって来た。二人の男は、ハーバード大学医学部に通い、そして正規の大学院学生教育を受けた。ハワード・Ｆ・ルートはボルチモアのジョンズ・ホプキンズ大学の病院で奨学金給費研究員の後、一九二〇年の終わりにＥＰＪに合流した。彼は社交的で、スポーツマンらしく強壮だった。そして彼はより長く生存する糖尿病患者を調べた結果として、ますます増加して見られた新しい知見を分類するという非常に大きな研究課題に取り組んだ。一九二二年と一九四〇年代の間にジョスリン医師の診療にますます増えて、著しく影響を及ぼして来た〝ジョスリン患者〟へ病院業務を拡げる為に、ＥＰＪは徐々に毎日の責務をルート医師に移して行った。

マーブル医師は、ホワイト医師と同様、学生に手当を支払っていた瀉血と救急業務で医学生としてジョスリン医師の為に働いた。マーブルは、ＥＰＪが持つ几帳面さを持ち、そして彼の軍人らしい規律はジョスリン医師のあの特性に優った礼儀正しさで和らげられた。マーブル医師は、専門医学研修期間後にイギリスおよびヒットラー台頭前のドイツでの勉学に対して旅費特別奨学金給費生の地位を許可された。ジョスリン医師は、研究する仕事が彼の終局の目的であるべきという程度にまで彼の生涯の進路を導いた。マーブルの旅行計画は、インスリンの共同発見者チャールズ・ベスト医師によって二〜三年前に企てられた計画によく似ていた。

アレキサンダー・マーブルは、原稿を編集することに秀でていて、ＥＰＪの教科書改訂版を完成させるのにＥＰＪにとって大きな助けになった。マーブルは、様々な期間にジョスリン診療所で勉強することを選んだハーバード大学の医学生および全《あら》ゆる領域の奨学金給費研究員とジョスリングループとの間を結びつける中心的存在となった。早くから、研究室は糖尿病診断の正しい検査を明らかにすることおよび耐糖能検査を標準化することに携わっていた。グルコースの〝産生〟に対する〝利用〟に於ける肝臓の役割が、ベーカー研究所でのマーブルの在職期間中の興味の中心をなす主題だった。

プリシラ・ホワイトは、彼女の同僚二人の男性に比べてより早い時点で、ジョスリン医師と一緒に彼女の生涯の仕事を始めた。彼女は、医学部の作業研究奨学金で働いていた際にジョスリン医師によって見い出された。彼女はラドクリフ大学に通っていたけれども、理由は第二次世界大戦後までハーバード大学医学部が女性を受け入れなかったので彼女はハーバード大学医学部に通うことが出来なかったからだった。その代わりに、彼女はタフツ大学医学部に通った。一年後に、彼女は女性を受け入れた数少ない病院の一つ（マサチューセッツ州ウスターに在るウスター記念病院）で、彼女の病院実習期間を終えようとしていた。その時に、ジョスリン医師が彼女に彼のチームに加わり、そして若年性糖尿病患者の為にプログラムを開発しないかと誘った。

ホワイトの一九三二年の専門書「小児期と思春期」への彼の序文で、ＥＰＪは書いた。

……一九二二年に……この専門書の著者は私の関心を引きました。この早起きの若い医学生は、私の友人、フランク・Ｈ・ラヘイ医師の為に代謝に就いて彼女の二時間を朝七時に終えてしまうとすぐに、タフツ大学医学部での授業が始まる前に彼女は私の糖尿病の幼い子（訳者註：原文はドイツ語 diabetische würmschen であるが、Würmchen の誤り?）を慰めたり、看取ったりする（そして結局は、それが人の心を捉えるのを明らかにした）ことに時間をとるために十分なエネルギーと好奇心とを持って現れたことに気づかずにはいられませんでした……病気の状態であれ、健康の状態であれ……小児期そして思春期を終えて成人した女性へ、彼等［一型糖尿病の患者］は医師そして友達として彼女に頼ることになりました。

プリシラ・ホワイトのＥＰＪへの熱烈な傾倒は、疑いなく、明らかな頼り甲斐のある父親像の連想によって高められていた。彼女のすさまじいエネルギー、申し分ない容貌、鮮明な記憶力そしてこの上ない楽観主義と結びつけて考えられたこの傾倒は、無視出来ない影響力を彼女にもたらした。抗生物質登場前のこの時代に、彼女は小児糖尿病患者を治療するのに際してしばしば厄介な見通しと取り組んだ。晩年、彼女は小児糖尿病患者三世代を治療して来たことを誇りとしていた。彼女は、いささかでも正常な生活を可能にする状況に病気を変える手助けをして来たと信じた。最初の世代の子供達は、彼女がベイ・ステート通りに面して隣接した二階建ての家に住んでいた時に特に見られた、彼女の沢山のダックスフンドにとりわけ魅惑された。後年になって、これらの犬は元気の良い少年達が彼女に贈った数え切れないセラミックの小像として棚の上であがめられた。その時代の伝統的な小児科医は、制限されたジョスリンの食物計画に対して彼女に批判的だった。しかし彼女は、愛情に満ちた規律はどんな症例でも若い人を指導する正しい方法と言明することでこの不平の訴えを取るに足らぬこととして無視した。ＥＰＪに代わって彼女が指図した小児キャンプ活動は、子供達と同じく疲れた両親にも評判だったと、彼女は感じた。

ＥＰＪの最初のチームの他の主なメンバーおよび彼等が本格的にジョスリン医師と関係することになった大凡《おおよ》その年は、以下の通りである。

リーランド・マクキトリック（一九二六）は、糖尿病患者の足病変ケアの為にパラメータを開発することになった。腹部外科の腕のいい信頼されている外科医だった。ルート医師と一緒になって、彼は〝糖尿病の外科手術〟というタイトルの下で主題に就いて最初の学術論文を作り上げた。彼は肢保存の最初の〝中足骨転移（trans-metatarsal）〟処置を考案し、彼の被後見人と一緒に血管外科に於ける今日の副専門医の分野の存在を奨励するのに役立った。

シールド・ウォレン（一九二八）は、ディーコネス病院の臨床検査室を近代化した病理学者だった。彼は、日常的に毎日頻回の血糖測定を求めたＥＰＪの要望を容易にしたが、それは世界で初めての実施だった。現今の血糖自己測定（self blood glucose monitoring：SMBG）の巨大産業および世界的な慣行は、その起源をここジョスリン医師の内科的―外科的業務に求められる。ウォレンは、彼の同僚と一緒になって、膵β細胞の詳細および広範囲に及ぶ動脈硬化の広大な所見を含めて糖尿病症候群に関する全《あら》ゆる剖検所見を収集した。「糖尿病の病理」と題した一九三〇年の専門書は、通常のジョスリンの教科書に組み入れられる前に多くの版を重ねた。

ウィリアム・ビーザム（一九三二）、若い時からすぐれた才能を持ったこの眼科医は、四十年間ジョスリンクリニックの患者の大多数にとって最も大切な眼科医になった。ベイ・ステート通り一〇九へ街をさっさと歩いて横断することで、クリニックがあった時には患者は彼の診療室を容易に訪れることが出来た。ビーザムは、一九六〇年代中頃に彼の業務を現今のジョスリン糖尿病センターへ組み入れた。その時に、彼はこれらジョスリンの患者の網膜に就いて長期間に亘る観察の一成果として、糖尿病性網膜症の治療に大革命をもたらすことになったレーザー治療法を開発することで彼の経歴の仕上げをした。

アレン・ジョスリン（一九三四）、ＥＰＪの子息は、患者の絶えざる広がりに対して〝予約なしで訪問する〟そして後に〝電話で予約する〟という要望に就いて淀みない人の一定の流れを管理する仕事を引き受けた。アレンはこの補佐的な役割をいとも容易に受諾し、そして彼がクリニックの発展に貢献するのを可能にした。人は思い遣りと言ったかも知れないが、彼はその類の気質を持っていた。ＥＰＪは、息子の仕事に対して繰り返し感謝を述べたが、一般的な緊張状態は両者の間に存在した――彼の息子は彼自身が持ったのと変わらない興味と熱意で医学を追究すべきであるというＥＰＪの終生の要求に恐らく抵抗していた。

ロバート・ブラッドリー（一九四九）は、新しい集中治療ユニットの時代に急速に生じる進歩を素早く修得した器用な臨床研修医だった。二十五年間、多くは長期の合併症だが、彼はずらりと並んだ最も複雑な糖尿病患者を治療するジョスリン医療業務の中でも指導的な臨床医だった。彼は、糖尿病患者の集団に無症候性虚血（〝潜在性〟冠動脈硬化症）が高頻度に併発するという考えの道を拓いた。ブラッドリーは、以前は女性集団の全《あら》ゆる研究で観察されて来た冠動脈硬化症が閉経前の糖尿病女性には存在しないという衝撃的などんでん返しを臨床的に観察した最初の人だった。

レオ・P・クラール（一九五三）は、一九四八年にEPJによってまっさきに機知に富む疫学者として見い出されたが、彼は一定地域の一般住民の中で、糖尿病を現代的有病率に置き直すという〝町全体〟の再調査を成し遂げた。クラールのジャーナリストとしての能力と共に、六カ国以上という彼の言語の才は、ジョスリン医師にとって彼を理想的な国際的教育者にした。彼は、〝経験豊かな人〟（この言い廻しは、ジョスリンクリニックの若いメンバーに親しみを込めて用いられた）の死後、EPJのマニュアルを最新なものにした。

アルバート・リノルド（一九五七）、この非常に若いジュネーブ大学出身のスイス人は、一九四〇年代終わりにまず最初にハーバード大学生化学講座で仕事をすることになった時、ジョスリンとマーブルの両医師によって保証人になって貰うという経歴を持った。リノルドは、糖尿病の研究として初期の興味を動物モデルに持った。ベーカー研究所の所長であった間に、彼はインスリンレベルを定量するのに脂肪組織を用いた生物学的測定、すなわち〃血清インスリン様活性（insulin-like activity：ILA）〃と名づけられたものの測定手順の開発を手助けした。この転機（大凡《おおよ》そ一九六〇年）は、爆発的な進歩が免疫学的測定およびホルモン受容体で浮上しようとしていた時で内分泌学に於ける現代の夜明けを運命づけた。

アメリア・ピアボディ（一九三〇）は、ジョスリン医師の為に患者の画期的な出来事に栄誉を授けるメダルを創作した彫刻家だった。彼女の計り知れない成功に基づく長年に及ぶ多くの科学的そして医学的目的の為の寄附は、最良の一例としてボストンが証人として証明した〃自主パトロン（sustaining patron）〃の資格を彼女に与えた。尊敬する友達、彼女の医師そして〃紳士的な〃農場経営者の仲間としてＥＰＪへの彼女の支援は、彼の糖尿病財団の初期の発展に於ける骨の折れる時期には重要であった。

チームと離れて、ジョスリン医師は彼の〝黒い帳簿〟の台帳に含まれた情報を改訂したり、更新したりし続けた。彼のサイン入りの肖像写真の年一九三〇年に、彼は一八九八年以降の糖尿病患者の登録が一万二千人に達しようとしていた。これらの〝成果〟の統計は、〝私的統計が公的統計に先行している〟という彼の言葉の根拠であった。この言葉によって、彼は、特別な問題に就いての治療に関するデータはいつも個々の医師で始まるが、これらの研究成果は他の同じ様な考えを持った〝研究者〟の結果と一緒に集められるのが最良である、と言うことを意味していた。一九三〇年代始めの間、彼はメトロポロタン生命保険の統計チームと一緒に問題の領域に就いて協力者となった。糖尿病に関する彼等の保険統計のデータは、この時からジョスリン医師の統計値を用いた。

患者へのメダル

ジョスリン医師の医療歴六十年のこの中途半端な時点で、彼は糖尿病患者に贈る希望と激励という彼のメッセージをさらに広げる方策を思いついた。一九三〇年に発表されたハーバード大学医学部での小さな講演に、我々は彼の公的使命へのこの部分の曲がりくねりに就いての青写真を辿《たど》ることが出来る。彼は次の様に語った。

我々は糖尿病患者の一生をどの様にして成功あるいは失敗と評価しえようか？　どんな標準にも欠点がある、しかし病気を持った糖尿病患者が病気のない同じ年代の隣人に比べてより長く生きながらえることが出来れば、彼は栄誉を手に入れ、そして傑出したものとして高く評価されるべきであると私は考える。

彼は述べ続けた。

私の知る限り、これは患者の病気に就いて管理とコントロールに於ける個人的貢献を表彰して、これまでにメダルが患者に与えられていた医学で最初のことだった。

これら二つの引用文は、仲介者としての看護師と一緒に、十年前に開始した類をみないジョスリン医師と患者との間の協調を示している。メダル（図11参照）には、これら患者の寿命が延びた期間を表わすデザインがなされていた。

このメダルの一つの面には、はるか彼方に昇る太陽と一緒に少年、彼の犬そしてボートが描かれている。それは、〝未知の海の探検家〟と題されている。このメダルの反対側の面には、〝糖尿病発症後の寿命延長――科学的および精神的勝利〟、という警句が刻まれている。

ジョスリン医師は、彼の台帳から特別な患者（症例二〇〇七）を再びこのメダルのモデルに用いた。ジョージ・Bの糖尿病は、彼が五歳であった一九二〇年に診断された。そして彼が十五歳の時までにメダルが創作された。少年と犬の情景は、ＥＰＪのマニュアルの四版から一〇版に掲載されていて、良い糖尿病治療プログラムを実施するのに求められている毎日の管理の質、誠実さそして批判の欠如に関するはっきりとしたメッセージであった。

アメリカの経済恐慌の最悪の時代に於いてさえも、ＥＰＪの訴えに魅了された寄贈者達の範囲が、図12に複写された手紙によって証言されている。この例そしてその様なより多くのいくつかの全てが、糖尿病を公衆衛生の問題とするＥＰＪの手腕をはっきりと示していた。

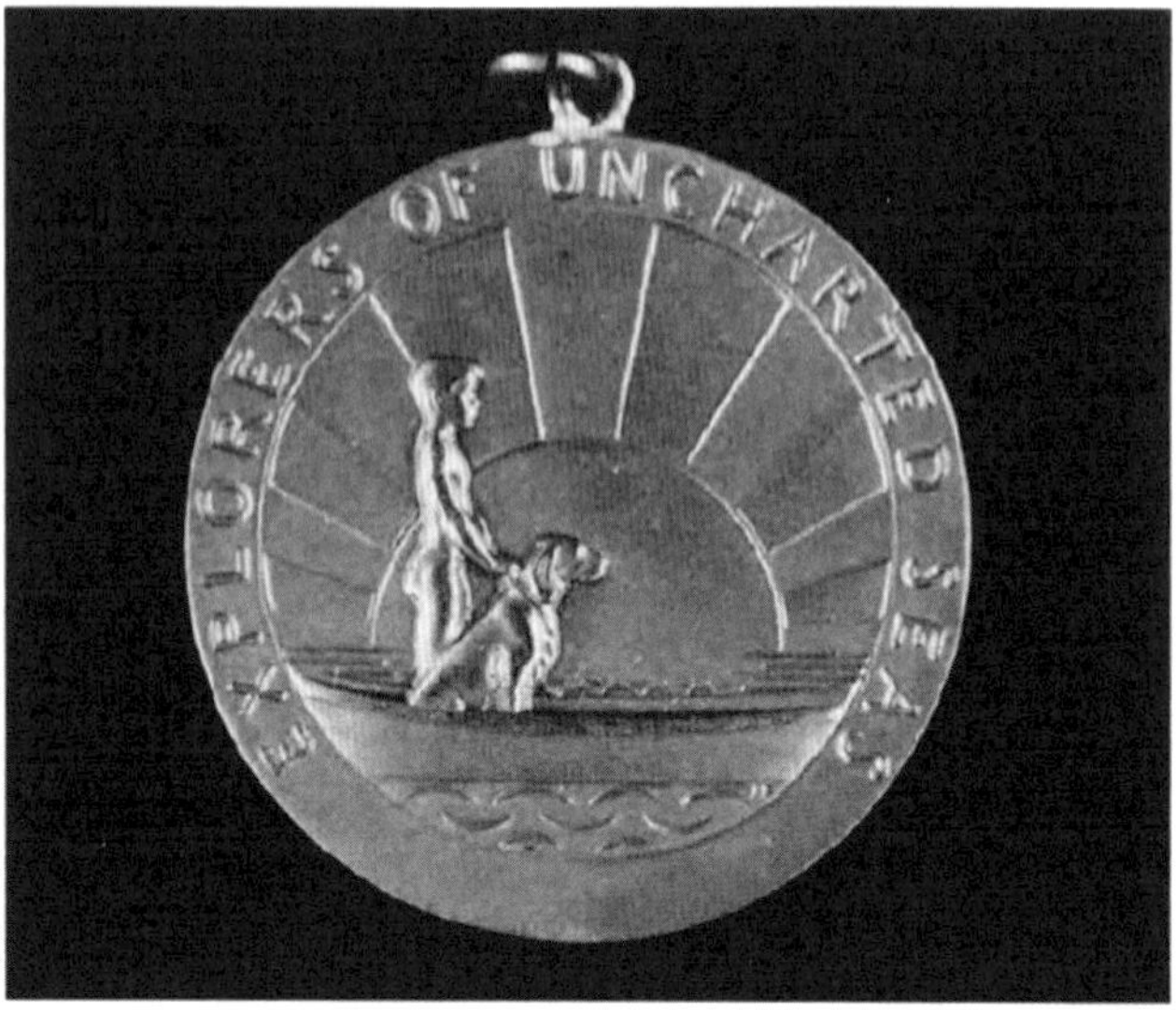

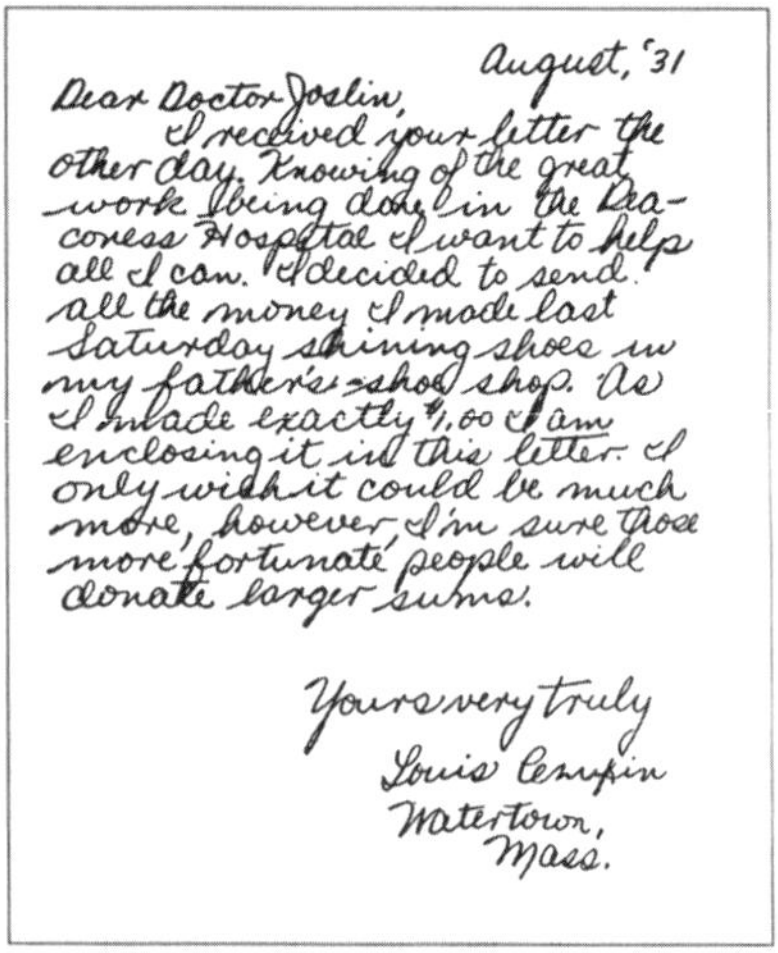
August, '31

Dear Doctor Joslin,

I received your letter the other day. Knowing of the great work being done in the Deaconess Hospital I want to help all I can. I decided to send all the money I made last Saturday shining shoes in my father's shoe shop. As I made exactly $1.00 I am enclosing it in this letter. I only wish it could be much more, however I'm sure those more fortunate people will donate larger sums.

Yours very truly
Louis Cenupin
Watertown,
Mass.

図 11　最初のジョスリンの達成メダル—平均寿命賞—1931 年

図 12　糖尿病に罹患した 15 歳の靴磨きの少年からの EPJ 宛の手紙—1931 年

伝道に従事する熱意で、尿糖陰性、正常な血糖とコレステロールによって示される様に病気をコントロールする努力に価値があるという認識を、人は患者の心と魂のみならず患者の医師をも改心させなければならない。

エリオット・P・ジョスリン——一九五九年

第3章

一九五七年——三番目の住所：ジョスリン通り（広場）一五とピルグリム通り一七〇、ボストン

ジョスリン医師は九十歳に近づいた時に、彼のクリニックを新しい住所に移した。新しい建物は、以前のレザービー夫人とルイス夫人の板張りの家あるいは一戸建住宅が一九二二年から一九五二年にかけて在った、正にその場所に建った。ジョスリン通りに加えて、ディーコネス通りからこの街を分離した土地の小さな区域がまた、その年（一九五七年）にボストン市によってジョスリン公園として彼の栄誉を称えて命名されることになった。

ＥＰＪは、彼自身の個人の経歴では勿論のこと、糖尿病の専門の範囲内でも賞賛と論争の両者の時代として、その前の十年間（一九四六－一九五六）を思い起こしていたことで

あろう。

❖賞賛の時

ジョスリン医師の経歴に於いて、一九一四―一九一六年の橋渡しの年代に似て、一九四六―一九四八年の時代もまた重要だった。これらの時期は、過去を賛美するジョスリン医師と彼のグループを目撃し、将来に向けて計画が推し進められていた。一九四六年の始めに、インスリン発見二十五周年の記念行事がトロントで挙行された。その際に撮影されたものに就いて見い出された写真は、この壮大な発見とその結果に益したり、貢献したりした主要な専門家達を写している。図13に於いて、ジョスリン医師は、ベスト医師の隣で最左端である。この写真はまた、インスリン発見によって生み出された国際的な取り組みの成果を写し出している。

翌一九四七年、ジョスリン医師は糖尿病の疫学に関する近代的研究を実施する為にアメリカ合衆国政府の軍医総監を説得しなければならなかった。一九四七年、ジョスリン医師とそのチームは、糖尿病診断の為に全町民を念入りに調査するのに公衆衛生省庁の医師達

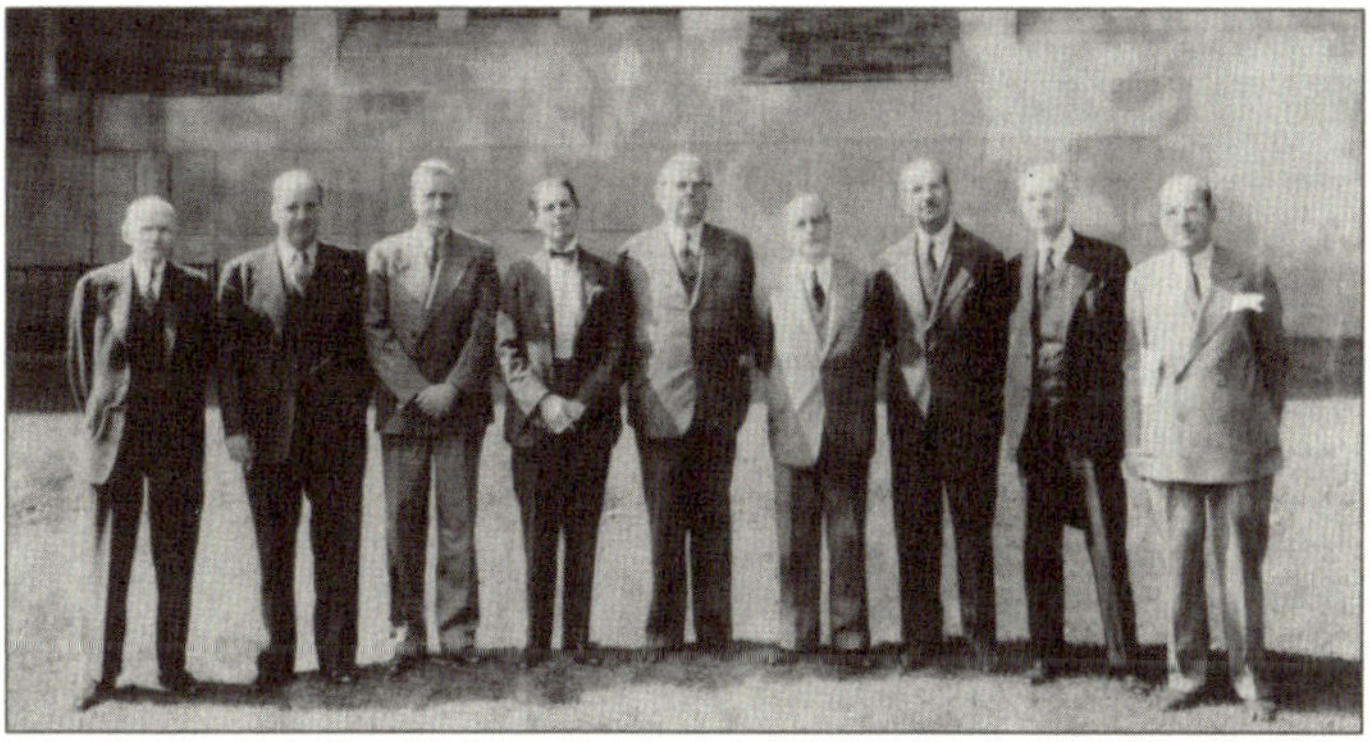

図13　インスリンの発見25周年記念─トロント、カナダ─1946年─名誉招待客。EPJ、インスリンの共同発見者チャールズ・ベストの左隣で最左端。デンマークのＨ・Ｃ・ハーゲドン、プロタミンインスリンの発見者、そしてブエノスアイレスのB·A· ウーサイ、下垂体─膵相関の発見者、左端から各々５番目と６番目

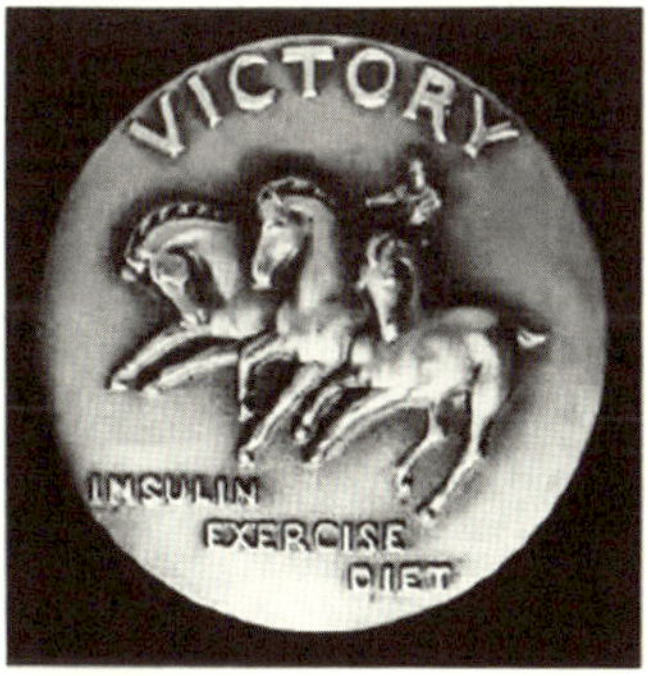

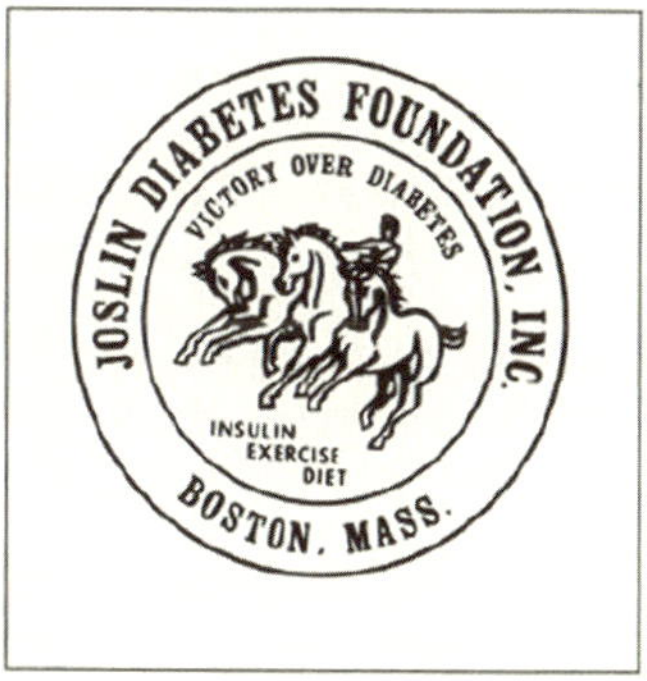

図14　２番目のジョスリンメダル─克服メダル─1948年、そして糖尿病財団のシール─1953年

のグループを手助けした。マサチューセッツ州オックスフォード、ジョスリン医師の生誕地がこの調査の対象に選ばれた。糖尿病の診断を確かめるのに用いる食後血糖測定という新しい方策の使用が、この研究の主要な側面だった。糖尿病有病率一・七パーセントは、この年の長期研究の結果に基づく驚くほど高い数字だった。この類《たぐい》の仕事が、疫学的調査研究の分野にとって標準となった。

オックスフォード研究の期間、ジョスリン医師はレオ・クラール医師の熱意とエネルギーに気づいた。六年後に、新しいジョスリンクリニックが公式に発表されつつあった時（一九五二—一九五三）に、クラール医師はグループに加わることを請われた。

一九四八年に、ジョスリン医師は克服メダル（図14参照）と呼ばれた彼の二番目の患者の賞を創設した。それは、インスリン治療での寿命の延長と良い健康維持を祝う二十五年の印《しるし》に相応しく創設された。前に述べた如く、それは個人的な患者（サム・R）の良い例を手本とされていた。メダルを受領するだけの価値がある厳格な資格は、患者が組織に異常を見い出しうるどんな病状からも免れていなければならなかったので、当初から非常な驚きをもたらした。ジョスリン医師が亡くなる前でさえも、メダルが授与されるのは非常に稀だったので、〃達成の修了証〃の表彰がメダルに取ってかわっていた。しかし、この目的に到達した人々にとっては、新しい抗生物質、向上した外科手術そしてインスリン製剤のいくつかの改良の付加という急速な開発の全ては、初期インスリン時代のこれら生存者である選り抜きの人々によって、寿命を長くするだけでなく、素晴らしい生活の質の向上にも貢献して来た。

ジョスリン医師はまた、病気を乗り越えた〃勝利〃の達成に必要とされた食事、インスリンそして運動のシンボルとして三頭の馬をモチーフにした。五年後、彼は同じ図案を彼の糖尿病財団のロゴマークにしている。馬はジョスリンの人生全てで大きな役割を演じ、そして彼はこの時代に馬を主要なものとして描いた。

彼の教科書（第四版から第八版）の糖尿病治療に関する章に於ける小節の中で、彼は〃糖尿病患者の信条〃と題した解説用に好奇心をそそるカテゴリーを設けた。この項は、糖尿病治療に於ける彼の実用的な見解を導いて来た一〇の原則を含んでいた。そこには、著者からの優しい弁解と一緒に、以下の様に馬の象徴的意義に関して挿絵と説明が含まれていた。

三頭の馬は糖尿病患者の戦車（訳者註：古代ギリシャ・ローマ時代の二輪の戦車）を描いていて、それらの名前は食事、運動そしてインスリンです。事実、人生の旅路に於いて我々は皆その三つに依存しています。しかし我々はしばしば下手な御者であるのを悟るけれども第三番目を滅多に認識していません。それでも我々幸運な人達は我々を救うのに手綱を握る本能を持っていますが、糖尿病患者は案内者として自分の本能を頼りにすることが出来ません。そして患者が自分の病気を理解しない限り、その代わりに栄養士、看護師そして医者に依存しなければなりません。二頭立てを御するには技術を要するが、髪の逆立ったチーム（三頭の馬）を巧みに操縦するには冗談は要りません。そして医者と患者は同様に、ポニーが馬よりもずっといたずらっぽく、時々糖尿病の子供達のポニー軽装馬車をひっくり返すのを予期しなければならないのを憶い出します。それ故に、糖尿病患者という御者の教育は重大な仕事なのです。時には、それはチームを飼い馴らすのに女性の手を必要とします、何故ならば、彼女の洞察力、忍耐力、詳細に就いての精通、思い遣りそして愛情までもが、老若を問わずこれらの未熟な御者を彼等の馬そしてついでながら彼等の運命を意のままに扱える人になるのに必要とされているからです。

この最後の文は、ＥＰＪの女性一般に対する尊敬に就いて間接的な手懸りを与えている。とりわけ、生涯に於いて彼にとって最も重要だった女性には、まず第一に、真っ先に彼の妻を含め、以下彼の母親、彼の娘メアリ、彼の息子の妻バーバラ・ジョスリン、ディーコネス看護学校の学生とそれらの学校教員、そして勿論プリシラ・ホワイトと続いた。ＥＰＪはまた、彼の研究助手アンナ・ホルトと唯一生涯に亘り長いつながりを持った。彼女が書いたＥＰＪに就いての回顧録の中では彼女の仕事を隠しているけれども、ホルトは彼にとって欠くことの出来ない役割を果たした。もう少しで二十歳だった時に、彼女は彼の子供達にとっての家庭教師だった。それから彼のカーネギー研究報告書およびジョスリン教科書の初版の情報収集の編集担当として仕えた。彼女がハーバード大学医学部図書館の司書だった晩年には、彼の最後の出版を完成させるのに彼女の年老いた指導者を手助けした。彼等は協力して、ジョスリン広場ビルディングの外側の銘板に、時代を通して医学の歴史を後世に伝える手引きを糖尿病に重きを置いて創作した。

優しい別れ

図15は、ディーコネス病院複合体の全《あら》ゆる部分を結びつけることになった、新しいビルディングの一九五〇年の開所式で挨拶するＥＰＪを写している。彼は、八十一歳の時にそこに立っているが、十歳若い人の様にみえる。実際には、病院最初の医師であるこの男性は、彼の御自慢の施設から針路を変えて間もないころだった。世紀半ばでＥＰＪの考えは、彼の病院および医学的経歴に優雅な終わりを計画していた訳ではなかった。この写真の時に、彼は病院へのほぼ五十年にわたる組織と寄付への献身に別れを公表する準備をしていた。ディーコネス病院がボストンのリバーウェイ区域（ハーバード大学医学部地域）へ移る最初の医療施設であった時に、すでに述べられているのだが、彼はその内科の主要な医者になった——最も多い外科医と同じ様に多くの患者を入院させ、そして病院の最高の基金募集係の一人として、また、その最初の臨床検査室長そしてその看護学校顧問として尽くしていた。

大多数の指導者が彼らに敬意を表して命名されたウィングあるいはビルディングあるいは手の込んだ銘板を持つことの期待をもって彼等の専門の施設を後にしたであろう時に、

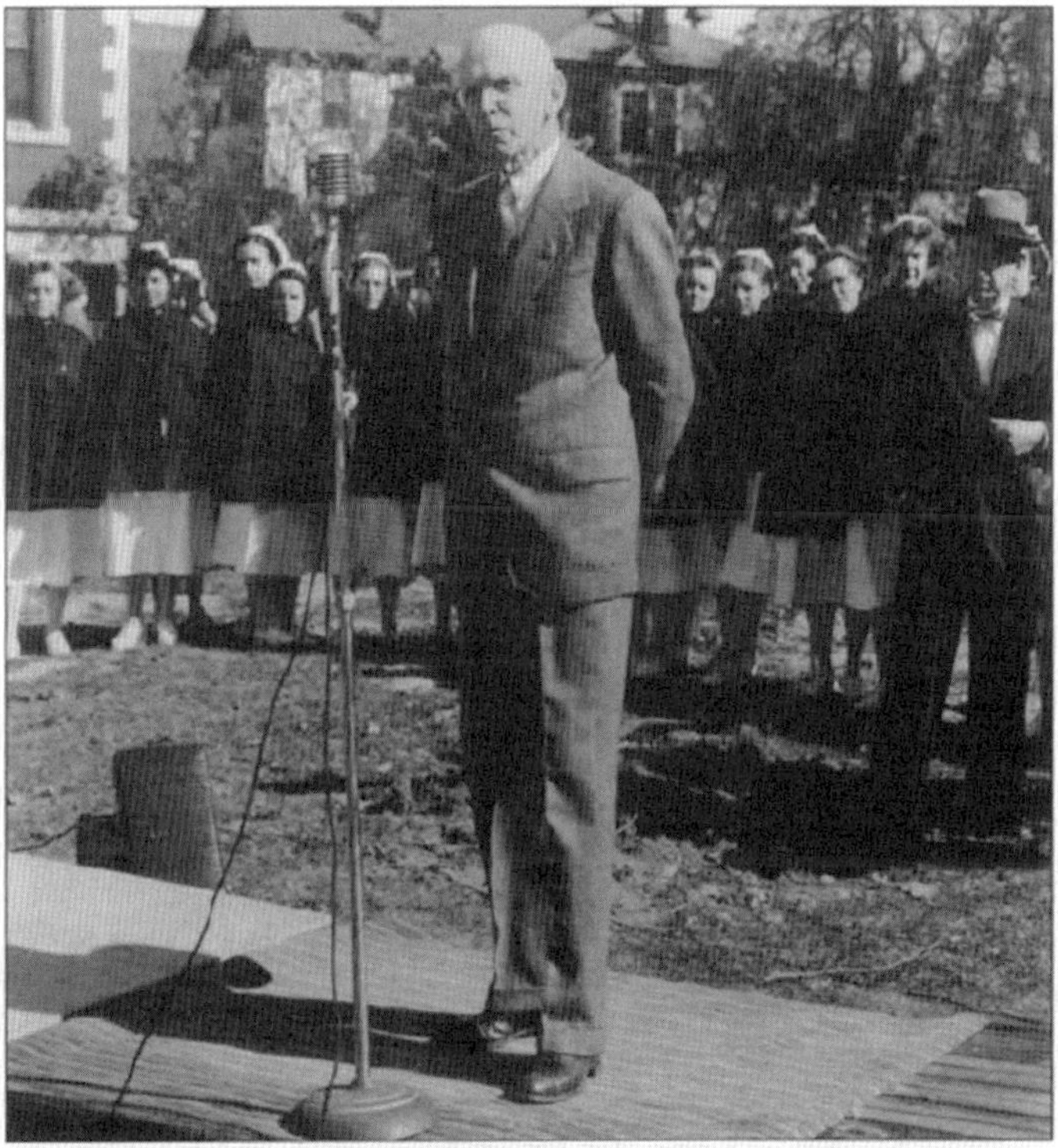

図 15　EPJ、81 歳、ニューイングランド・ディーコネス病院の新しいセントラルビルディングの 1950 年開所式で

ＥＰＪは彼の人生の第三期を船出しつつあった。彼は、新しい施設を今にも創設しかけていた。

写真（図15）でＥＰＪの左肩越しに、その時の病院経営者の補佐役だった、若い理事リチャード・ローリーがいる。彼は、医療事業が発展する複雑さの中で熟練した二人の経営者の一人だった。二人目の理事は、〝実践マネジメント〟という新しい分野で訓練されて来た、実に容姿端麗なウィリアム・バリーで二〜三年遅れて赴任することになった。これらの二人の男性は、施設の変革にとって緊急の差し迫った必要性で、ＥＰＪと彼のなお驚くほど小さな臨床医のグループと取引することで巧みな交渉人であることを証明した。最初の理事は、入院患者ケアの為に屋根付き回廊に作り換えたいというＥＰＪの願望をすぐに処理した。二番目の理事は、古いベイ・ステート通りの頃からの慣行の経理および人事システムを完全に近代化することだった。

変革の嵐

ベーカークリニックは、第二次世界大戦が忍び寄り、専門知識を持った人的資源の供給が少なくなった僅か六年の間、稼働していたに過ぎなかった。戦争が過ぎ去った時、すぐに〝病院医療の時代〟と呼ばれる発展のうねりがこれまでの全《あら》ゆる想定を変えた。とりわけ、外科医はディーコネス病院で医師の最も大きいグループを形成し、彼等はよりもっと多くのベッドをやかましく要求した。ベーカービルディングは、そのデザインの殆ど全《あら》ゆる状況から不十分なことをはっきりと示していた。部屋が余りにも少なかったし、病院の二つの大きなそして論争を引き起こし易い部門（勢力範囲）との間に通路が設けられていた。研究階と〝屋上庭園〟とが唯一、手つかずに残っているに過ぎなかった。最終的に、病院の職員は古いディーコネス病院のメンバーとパーマービルディングの職員グループとを文字通りそして象徴的に結びつけることになる新しいビルディングの建築に同意した。ジョスリングループがそのことをはっきりと自覚することとなったのだが、一九五一年のディーコネス・セントラルビルディングの出現は、ベーカークリニックの診療停止を示したものだった。

さらに、足病変ケア、教育そして小児キャンプを含めた彼のプログラムへの資金調達者として、ＥＰＪの評判は大きくなっていた。宗派の病院と関連した基金プロジェクトに就いて、多くの寄贈者から異議が持ち上がった。多くの寄贈者は、病気重視あるいは予防〝目標〟に対してよりもむしろメソジスト教会と密接に関連している組織へ、何故彼等が寄付し続けるのかと訝《いぶ》かった。ディーコネス病院の歴史（一九九六年）の中で、一九四〇年代の病院の理事達は急速に発展するディーコネス病院の複合体で特別区域あるいはベット配分の割り当て量に対して専門グループ［とりわけジョスリン医師およびラヘイ医師（ラヘイクリニック）］からの要求のしつこさに悩まされた、とバウアーは書いている。

恐らく、これらの年のストレスは、彼のニューイングランド人の礼儀正しさにも拘《かかわ》らずEPJの気質に影響をもたらしていた。一九四八―一九五三年の研修を受ける人達と一緒のEPJの写真は、非常に厳格で、怒ってさえいる様に思える彼をみせている。彼は、患者への応対の怠慢に対しては診療所職員の誰でも解雇することで知られていた。しばしば繰り返され、恐らく誇張された一つの物語は、これらの年月の間に生じた、そして酒に対するEPJの考えに関係している。EPJが患者からクリスマスの贈物としてウィスキーを贈られた時には、どうも彼は秘書および看護師のスタッフに〝飲酒の害悪〟に就いて説教し、それから贈主がベイ・ステート通りの一階の扉の所に到着してしまう前に、手に入れた全量を排水口へ注ぐことに取りかかったようだった。

ジョスリンクリニック

ジョスリンクリニックの業務は、一九五二年にグループ業務として公認された。とうとう漠然と〝共同経営者〟と表現された様な仲間と共にＥＰＪ単独の医療業務の公式名が、ジョスリンクリニックと呼ばれることとなった。しかし、ジョスリンクリニックはタクシー運転手までもが皆知った名前であったので、世間一般の人々には変化が殆ど分からなかった。カーリー市長は、駐車メーターがベイ・ステート通りに設置された後で、違反切符を切ることはベイ・ステート通り八一近くではなされないであろうと気づいた。

一年後（一九五三年）に、ジョスリンおよび彼のグループにとって基金計画および糖尿病プログラムの将来の発展の為にもまた、基本計画が必要とされているのは明白だった。彼の糖尿病財団の為の綱領の記述の中で、ＥＰＪは彼の基金（一般寄付基金および〝家庭、病院とキャンプ基金〟は一九四〇年代に創設された）に就いて認《した》めた。

三つの基金は各々が有用な目的に役立っていたけれども、それはより広い活動範囲の組織が望ましく、そしてより若い糖尿病患者を守りそして研究する為にあると思われた。もし管理する組織が法人組織にされたならば、その様な事業の運営はずっと容易になったであろう。そしてそれ故に糖尿病財団はマサチューセッツ州の法の下で慈善社団法人として組織された。綱領は社団法人の目的が医科学の進歩と地域社会の健康の普及促進にあると述べている……糖尿病と関連する疾病の領域に於ける全《あら》ゆる種類の研究に対して特別に重点を置き……そして一つあるいはもっと多くのキャンプの設立……クリニックあるいは病院（あるいはそれからユニット）……病院の教育ユニットの所有権は社団法人に与えられる……。

論争の時代

糖尿病の治療をめぐって大きな論争がじわじわと持ち上がり、そしてインスリン導入に続く数年間は解決することもなかった。一九三〇年代までに、糖尿病の種々の合併症の出現は、持続性で、そして心配させる所見となった。それは、医学論文に述べられている新しい問題であったばかりか、これらの問題の重要性はインスリンの為に（そしてすぐに抗生物質の出現の為に）今やより長生きした個々の患者が増加していると思われたことだった。これらの問題は、以前はジョスリン医師の初期の教科書の中でも、かろうじて二〜三頁の記述にすぎなかった。第五版までに、更に一層入念な記述がそれらを補うのに必要とされた。

ＥＰＪは、慢性の糖尿病性症候として最も上手く記述されなければならない糖尿病の様々な状況を検討した章の執筆者として、ルート医師を割り当てた。とりわけ網膜症、神経障害の多くの例、腎障害は、通常高血圧の記述に結びつけて考えられていたが、多くの糖尿病患者にとって明らかに全く別個に起こりうることだった。しかし、言葉〝症候（syndrome）〟が意味する様に、これらの問題は各々の患者に普遍的にみられるものではなく、そしてこれらの病状は問題が観察された二人の患者の何れにとっても同じものではなかった。合併症の一団は、患者がより長く糖尿病を患うと徐々に増える様に思われた。

それから、糖尿病のコントロール（訳者註：血糖コントロール）の最低の患者と〝非常に良好〟なコントロールを持った患者が比較された際に、前者のそれらの組織に異常がより早くあるいはより大きな組み合わせで現われるか否かという疑問が生じた。そのため〝非常に良好な血糖コントロール状態〟の定義が議論された。普遍的な疑問への解答は、容易に入手出来るものではなく、続く五十年間（一九四〇〜一九九〇）は内科医学にとって「悪名高い出来事」の時代となった。

要するに、前インスリン時代にみられた昏睡の懸念は、血管障害に代表される糖尿病性合併症の恐怖に取って代わられた。ジョスリン医師は、説教する時ですら、細心の血糖コントロールと細目への注意がより良い健康に導くであろうと久しく助言して来たので、血糖コントロールの問題に関して論じる際には、彼の名前が添えられるようになった。当惑がすぐ訪れた。糖尿病性合併症の阻止に患者の糖尿病の食事、運動そしてインスリン療法への細心の注意が、どれほど重要であったのか？　低いあるいは高い血糖の状態から糖尿病患者を免れさせるのに、患者の食事、運動、そしてインスリン療法が充分であったのか？あるいは糖尿病患者が食事毎に何をどれだけの量かに注意深くそして根気強く注意を払い、そして血糖レベル（例え不正確でも、尿検査を介して測定されたのだが）が出来る限り正常な非糖尿病レベルに近い状態になりうる様に彼等のインスリン注射および運動でもって調整する必要があったのか？　簡単に言えば、疑問は慢性合併症を阻止あるいは最小限にとどめるのに糖尿病のコントロールはどれほど良くなければならないか？ だった。

患者よりもよりもっと多くの医師達が、コントロールの問題で二極化されることになった。普通の患者は、彼等が耳にした健康の衰えを阻止するために、医師の命じたものが十分であることを望んだ。多くの〝普通の医師〟（一九四〇年代および一九五〇年代）にとって、糖尿病をコントロールすることは、相当に切れ味の鈍い鋼鉄製の針を介して投与されるインスリンの追加の量がなくても、すでに十分に煩わしいと感じていた。また、〝ベネディクト〟（銅還元剤）液と一緒に尿を沸騰させることで行われた数多くの余分な検査によってインスリン投与量を決めることはものすごい仕事だった。ジョスリン型プログラムで最も議論を引き起こした部分は、食事計画に就いて炭水化物、蛋白質そして脂質の全てに対して入念な詳細にわたる代用法でもって、主として計量された食事療法に従わせる要求にあった。人は、極上の結果を求めて日々の務めでこの〝一層の努力〟に没頭したが、それでも合併症を発症させたかも知れなかった。多くの医師にとって、全ての状況は最善の状態でもいらだたせられ、最悪の状態では全く間違っているに過ぎなかった。

糖尿病の急性症状に対して無症状へ近づけることのみを主張する立場が、現実的選択として奨励された。これらの主張にとってのゴールは、尿糖量に殆ど注意を向けることなく、夜間の排尿、口渇あるいは増える飢餓の期間から患者を解放することにあった（この原則の唯一の例外は、尿中アセトンの出現を避けることにあった）。ニューヨーク市の医師エドワード・トルストイは、この〝寛大な〟コントロールの立場を奨励してＥＰＪの強敵となった。多くのアカデミー会員には、余りにも多くの定まらない、あいまいな測定のせいで解決の機会も殆どなく、討論を考えるお膳立てが整ったと思われた。

ジョスリングループは、食事計画は訓練ですぐに習得され、そして計画された運動は血糖を低下させ、〝自由な食事療法〟の取り組みに比べてより容易にプログラムの調整に寄与しうると思った。グループが最も重要だと思ったのは、彼等の経験が事実上予防的であり、反復するアシドーシスの減、肥満の減、そして一般的な疲労の減を立証していることだった。さらに、尿検査プログラムの日課は、患者とその家族が正反対の取り組みに比べて今にも起こりそうなケトアシドーシスおよび低血糖の可能性に対しより用心深い状態でとどまっていることを意味した。

トルストイは、ＥＰＪの息子であるのには若すぎた。彼は演壇で生意気さを見せ、そして一九四四年のある時には合同討論でEPJに対して、EPJの反論をほとんどさっさと片付けるのも当然という露骨な失礼さだった。彼は、合併症の大部分の発症に直接糖を結びつけるという偽りの論理に就いて――それは〝宗教〟の様だと、ジョスリングループを下品にたしなめた。彼とコーネル大学および同じ様な考えを持つ大学からなる彼のグループの多くは、ジョスリングループとシカゴ大学のグループに、例えば、慢性合併症は〝厳格に〟、よくコントロールされた糖尿病患者でさえ出現し、そして彼の〝全く無症候性〟のレベルの患者がより多くの問題を抱えている様には見えないと話したものだった。

最初はルート医師、そしてそれから主としてよりもっと辛抱強く、マーブル医師が診断日から最善の血糖コントロールを維持した患者は抱える問題が最も少ないという見解をとった。一九五二年までに、ジョスリングループは〝優秀な〟血糖コントロールの評価を持ったインスリン依存性一型糖尿病患者は〝不良な〟血糖コントロール群に比べて網膜症が顕著に少ないという観察から明らかにされた研究を発表して来た。これら患者に就いての臨床状態に関する後向きの分析結果は、理想とするほどではなかったが、ジョスリンの患者グループは若年糖尿病患者人口の良い一横断面ということで意見が一致した。

大多数の研究者にとって厄介な問題は、血糖コントロールの評価に対するバロメーターに就いて信頼性をあれこれと思案することだった。尿糖陰性は血糖が一五〇ミリグラム／デシリットル以下（良いコントロールと見做されたであろう）を意味したと主張するのは正しくなかった。尿細管による糖の再吸収率は、多くの因子に影響されて様々で、そのことが尿検査を不正確な科学にしていた。その上、倫理的に言えば、たとえ測定の指標が同意されたとしても、ジョスリンの医師達およびアメリカ合衆国で同じ考えを持つグループは、彼等が〝ずぼらな〟コントロールと見做した一つのグループと〝良い〟コントロール法による別のグループとを論ずることに抵抗を示した。

グルコース過剰

いわゆる、〝自由な食事療法〟グループがＥＰＪおよび彼のグループの様な伝統主義者に議論で打ち克つと思われた丁度その時、基礎科学がジョスリンの立場の擁護となった。最も重要な血糖コントロールに関する議論に対して新しいアプローチの的を射た例が、ベーカー研究所の若い医師研究員、ロバート・スピロの仕事による形で現れた。彼に先んじた研究所長アルバート・リノルドおよび彼の若い同僚ジョージ・ケーヒルと同様に、スピロはハーバード大学のバイド・ヘイスティングス医師と一緒に生化学に就いてＥＰＪのお気に入りの研究テーマを教育されて来た。スピロは、Ｐｈ・ＤとＭ・Ｄの両方を持ち、グリコプロテインと呼ばれた体内の糖―蛋白物質の研究に関してはっきりとした焦点を発展させて、一九六一年に研究室に入った新人だった。もっと正確に言えば、彼は組織、特に腎臓に就いてこれらコラーゲン様物質の生成経路に関して健常と疾病（糖尿病）での仕事で先駆的立場にいた。スピロは、糖尿病患者の腎臓の〝基底〟膜（糸球体と呼ばれた透過球根内の毛細血管）が糖尿病でより拡張し、機能低下へと進行することを明らかにしようとしていた。彼は、これらの変化がすでに糖尿病の発症前に存在する初期変化であるとする研究者、医学博士シッパースティンおよび他の人達の立場に同意しなかった。スピロは、持続した高血糖で獲得した環境因子が原因で生じて来た病変と見做した。このタイプの研究は、〝優秀なコントロール〟の重要性に味方していて反論を活気づけることになった。

　興味深いことに、糖尿病の主要な合併症は肝臓、筋肉、脂肪組織の三大〝代謝工場〟の場所には滅多に生じない様に思われた。ホルモンの基礎研究からこれらの砦《とりで》は各々、それらの細胞内組織へのグルコース取り込みにインスリンを必要とした。対照的に、幅広い種々の末梢神経と共に体内の大小血管は、グルコース取り込みを調節するのにインスリンの〝査証〟を必要としなかった。良好にコントロールされていない糖尿病状態の代謝物質、特にグルコースは、これらの組織内へ簡単に拡散したり、あるいは容易に〝過剰にする〟ことが出来た。

ＥＰＪが亡くなって十五年を経て、スピロの研究と同じ血管で仕事をしている他の研究者達が、糖尿病性合併症の病因を解読しうるかも知れない異なった生化学的経路に関心の高まりを引き起こしたものだった。良好な血糖コントロールに味方して支持する強力な論拠が犬と鼠の動物モデルで裏付けられた。それは血糖正常化の効果を支持していた。

遺伝の特質

大多数の若い医師および研究者が直《す》ぐに、この論争でほのめかされた種々の因子を考察し始め、その過程で中間に存在する重要な立場を明らかにした。ここでの明確な記述は、もし他の因子が存在したならば、遺伝の特質が人々（家族）のいくつかの〝小群〟に有利に働いて、ある合併症をよりもっと容易に発症させる役割を果たすことが出来るという部分に重きを置いていた。社会心理的理論で広く認められている古くからの氏と育ちに二分する方法が、研究室にも訪れていた。糖尿病の病因を追究するこれら厳しく調査する者にとって、主たる疑問は上昇した血糖が病変出現の共通因子としてどれほど強力なものであるかだった。グルコースは何故、これら患者の種類の全く異なった少数派を効果的に障害するという、そんなモザイク様の出現で網膜あるいは（足）動脈あるいは冠状動脈の様な主要な領域を選んで合併症を発症させたのか？　ジョスリンの疫学グループは、ＥＰＪの台帳に六十年以上にわたって記録されたデータに金鉱脈の価値があることに気づいた。この資料は、糖尿病の双生児、似た様な臨床像を持った患者に就いての大規模コホート、そして見たところでは疾病に非常になり易い傾向にある家族を研究するのにますます用いられていくことになった。

大学グループによる糖尿病プログラム

この論争の臨床的重要性は、殆ど不可欠なもので、ほゞ三十年以上にわたって揺れた。

治療の一選択として〝経口血糖降下薬〟（初期の例としてオリナーゼというスルフォニル尿素剤）に関して一九五五年の初めは、成人型の糖尿病でインスリン代替品として患者から歓迎された。大学グループによる糖尿病プログラム（University Group Diabetes Program: UGDP）による研究（訳者註：一九六〇年代にアメリカの十二大学による二型糖尿病を対象とした共同研究で、経口血糖降下薬が血管合併症を防ぐかを検討する無作為割付け法の調査）は、インスリンおよび食事療法単独と経口血糖降下薬とで効果を比較するのにこのクラスの薬剤を含めて始められた。研究に参加したセンターのいくつかでオリナーゼが死亡率増加と関連づけられた時、辛辣な論争が表面化した。ジョスリングループは、経口血糖降下薬の継続使用を擁護することを企てた。しかし、研究デザインに関する問題は決して解決されず、得られた成績に対する見解の分裂が深刻化したアメリカ糖尿病協会会員をインスリン使用五十周年の無言の祝賀と一緒に一九七二年に置き去りにした。

コントロール問題に対する適切な解決は、血糖自己測定および平均血糖レベルを測定している糖化ヘモグロビン測定の両者が活用されるまで可能とはならなかった。慢性糖尿病にみられる主な徴候を阻止して、効果を発揮するのに必要とされるコントロールレベルが適切に計画された研究を組織化するというこれらの術《すべ》は、結局一九八〇年代初めまでに時宜に適《かな》うことになった。資金調達が可能になった時、全国規模の研究が始められ、初期の主唱者達に続いて全《あら》ゆる世代を超えて糖尿病に於けるこの最も重要な問題に関して、非常に熱っぽく友好的に議論されて来た。十年間のＤＣＣＴ（The Diabetes Control and Complications Trail：糖尿病コントロールと合併症の試験）の結果が一九九〇年代に公表された時、遂にジョスリン医師と彼のチームの正しかったことが証明された。ＤＣＣＴは厳格な血糖コントロールが糖尿病性合併症の危険性を五〇パーセントあるいはそれ以上減少させうることを示した。

〝ジョスリン〟の名前は、血糖コントロールが良ければ良いほど糖尿病患者にとって罹病期間の中期および長期に生じる問題をより少なくするという事実に基づく確信を支持し続けた。〝貴方の食物の全てを計量する〟ことは、教育する重要な手段としては色褪せたけれども、ジョスリンのチームは絶対に重要なこととして、食べられた全てのカロリーに就いて計量および熱心な評価を続けた。ＮＰＨ（訳者註：ＮＰＨインスリン、Neutral Protamine Hargedorn insulin）とレンテ・インスリンが治療に適した標準的な選択となった時に、二十四時間当たりのインスリン注射が二回以下となりながら、診療所、病院あるいは夏季キャンプからであろうとなかろうと、若年性（一型）糖尿病の患者の誰もが殆どジョスリンを離れなかったと言われた。ＥＰＪが是認されたのであろう。

妊娠

ジョスリンセンターの玄関広間の壁面に飾られた六つの油絵の一つには、ＥＰＪの時代に於いて、糖尿病の管理状況の「良い」および「余り良くない」と意味されたことが力強く描かれている。この中で最も評判の良い肖像画は、往年の糖尿病妊婦の状態に関係している。ジョスリン医師は、非常に特殊な患者のこのグループに対するプリシラ・ホワイト医師の献身的な愛情を力づけ、そして彼女の献身する姿が壁面に描かれている。

ホワイトの仕事は、妊娠の経過中に一時的に生じるかも知れない、併発することの少ない妊娠糖尿病としばしば混同されたが、生涯にわたる彼女の主要なゴールの一つは、小児糖尿病に罹患した若い女性の全《あら》ゆる時期を手助けし、妊娠を試みることにあった。希望は、各々の女性の為に溌剌《はつらつ》とした、健康な子供を期待することだった。一九三〇年代の実地医家の大多数は、糖尿病に罹患した全ての若い女性に対して妊娠時の合併症を防ぐ為に結婚の早い時期に卵管結紮を行うことを勧めていた。プリシラ・ホワイト医師は、正反対の方針を堅固に主張した。

ホワイト医師の計画は、妊娠した糖尿病女性の糖尿病および産科の状況を監視するという毎週の出産前のプログラムを中心に置いた。一九三七年頃に始めて最初の十五年間、ホワイト医師は殆ど一人で小児期発症の糖尿病の女性に対して糖尿病コントロールの質を向上させることを試みた。活用出来る術《すべ》でもって、彼女は、十分に協力した患者でさえせいぜい最善でも血糖コントロール分類で〝可〟の領域で満足しなければならなかった。もしコントロールが不良であったならば、胎児の生存は著しく限定された。糖尿病コントロールの分類で〝可〟の領域へ達成した場合でさえも、母体の血糖に幅広い変動の持続が生じた。例えば、低血糖が早期に、そして胎児の急速な成長と共に妊娠中期にはとても高い血糖レベルが認められた。分かり易く言えば、上昇した血糖は胎児のインスリン産生を刺激し、そして他の部分的に理解されている胎盤因子と一緒になって、発育する胎児に成長ホルモン様の効果をもたらした。このことは、そうでない状況よりもよりもっとしばしば、妊娠の最終期までに明らかに巨大児という結果を招いた。世間一般の出産期にみられる浮腫および臓器肥大は、母親にとっての危険性は言うまでもなく、嬰児を危険に晒した。

プリシラ・ホワイトは、外科的出産にとって理想的な日を選ぶという目的で、この積極的対処法の時に患者に附き添わなければならなかった。彼女は、産科医のティトゥス医師そして後にルカ・ガレスピー医師と一緒になって、帝王切開を指示するのに最善の時期として三十七週出産目標を考案した。各々の妊娠に就いて実際の期間の判断は、これらごく僅かだが健康な患者の多くが経験した不定な排卵の為に予測することが難しかった。臨床的挑戦は沢山あり続けた。判断の最善の状態までに、出産が余りにも早かったならば（四十週懐胎の三十五―三十六週で）、早産児は周産期死亡を予言する未成熟な肺で保障されていた。もし妊娠期間が懐胎の最終に向けて余りにもずっと遙かに遅れて行ったならば、浮腫性の〝うっ血した〟赤ちゃんはしばしば死に至る（死産）危険性が増した。ジョスリンクリニック内のこの専門クリニックは、内科的あるいは外科的に訓練されたどんな臨床医にとっても、この上ない挑戦だった。結局、それはハーバード大学の〝高いリスク〟妊娠に就いて訓練を受ける人にとってメッカとなった（一九五〇年以降、ホワイトの昔のレジデントがハーバード大学産科学教授になった)。

ホワイト医師は早くから彼女の産科チームから忠誠を手に入れていたが、その時代にはこの上なく稀少なことと考えられていた。このことは、患者ケアは殆どいつでも〝集団の所有している創造力の豊かさ〟で益するというジョスリン医師の金言と一致していた。驚嘆すべきは、ホワイト医師はこれら嬰児のいずれの分娩にも看護の為にガウンを着せられ、そして最初は必要とされた時に周産期ケアを彼女自身で責任を持って始めた。あの産科時代のその早い時期に、増えた胎児の異常率はしばしば余分な痛ましいシナリオを手術室につけ加えた。本質的に、著しい奇型幼児分娩の可能性に就いて身籠っている女性一般に、懸念の様子が非常に増えていた。というのも、今日では一般的な超音波診断検査が当時は無かったこと、そしてこれら糖尿病妊婦にそのことが発生しそうな公算が三倍の確率であった所為《せい》だった。

❖症例一四〇六四：ミニエ・K

ジョスリン医師の台帳からの症例一四〇六四(ミニエ・K)は、これらの女性達が五十年前に経験したドラマと深い愛情の両者の良い例をホワイト医師に差し出している。

さよう、私はホワイト医師を大変良く存知上げていると思います。私は、十六歳の一九三五年に新しく見い出された糖尿病でジョスリンクリニックに初めて参りました。ホワイト医師は、ティンエイジャーとしての私に最高の応対をして下さいました。そして私の糖尿病に就いて私を励まし、助けて下さいました。後に、私の夫が結婚を申し出ました時に、私達はエリオット・ジョスリン医師のところに参りました。そしてそれは親切に心配していただく雑談となりました。

一九四五年に、私は最初の妊娠という現実の問題を抱えました。子供は、神経学的問題を抱えて産まれました。当然のことながら、第二児出産が近づいた時には不安になりました。私達はまず最初に、糖尿病コントロールの期間はベーカービルディングに入院させられ、それから後にフォークナー病院へ転院させられました。分娩時間は、現在のシステムに比べて随分長いものでした。同じ時期に入院されてみえた他の女性達は、たえず記録を比較し、彼女達の懸念および期待に就いて際限なく語っていたものでした。それはグループ治療の類《たぐい》の一つでした。

　ホワイト医師を介して、その時に知り合いになり、今も文通しています一人の女性によれば、彼女と彼女の夫は、ホワイト医師が彼等の失望をはっきりと理解させそして受け入れて彼等を手助けする為に、どんな他の一つの要因よりもよりもっと多くのことをなされたと思いました。五回の妊娠にも拘《かかわ》らず、彼等には生存している子供は一人もいないのです。

　ホワイト医師の存在は、その様な手助けになるものでした。当然のことながら、彼女はその時代に使用に際して問題のあるプロタミン亜鉛インスリンを含めて私達の薬物治療を計画されたり、指導されたりしたものでした。彼女は、私達それぞれにかわいらしく、楽観的で、幸せそうでした。ホワイト医師は、生まれつきとても美しい女性でした。そして、彼女は若い女性に関心を抱かせるファッションと女性らしい持物、これら私が心から興味があると思ったことに、容易にかかわり合うことが出来ました。私の出産予定日が近づいたので猛烈な暴風雨の中、ホワイト医師が私をディーコネス病院からフォークナー病院へ車で送って下さったことを覚えています。

　帝王切開に備えて予定時間が決められた時――或る午後、私が予期していました期日の約一週間前を憶い出すのですけれども――ホワイト医師は私に決定を知らせて下さいました。私は、ほとんどヒステリックに泣き始めました。私は信じます。そして以下の様に多くの質問をしました。

〝何か間違っているとは思いませんか――事は全て上手く行きますでしょうか?〟など。ホワイト医師は答えました。〝えゝっとそうです、確かに問題があるかも知れません――どうしても私達は今移動しなければならないのです――たゞちに今〟。ホワイト医師とのほゞ四十年間の交際で、彼女が私に対して寛容さを失うのを見ましたのは、それが唯一の時でした。振り返ってみて、病床の成り行きをめぐって私が心配していたのと同じ様に彼女も案じてみえたと想像致します。

彼女の習慣でしたけれども、ホワイト医師は分娩の間じゅう厚地のカーテンの裏側で手術室に私と一緒に坐ってみえました。私は脊髄麻酔のみでした。彼女は私と一緒にじっと我慢してみえました。そして何が進められているかの要点に就いて多くのことを話し合いました。私の夫は、丁度手術室の扉の外側にいることを許されました。子供が産まれた時、ホワイト医師は、大喜びの夫に私の娘が健全なことを伝えて下さいました。彼女は安心させながら〝貴方の子供は奥さんそっくりで、彼女の足を踏みつけそして家族全員の休息を支配することでしょう〟。予言は正しいものでした。デボラーは、驚くほど健康で、独立心の強い女の児です。私の末っ子、マチューはボストンライングイン病院で、ずっと後になって産まれました。このことは、妊娠トラブルを抱えた時期の後に訪れました。幾人かの専門医は、三人目の子供の希望にも拘《かかわ》らず、更なる妊娠をすゝめることを私に思いとどまらせました。しかし、ホワイト医師は私に再度妊娠することを奨励して下さいました。この時、彼女が先駆けとなった治療の全てのシステムがよりずっと良く理解され、受け入れられたというのが私の印象でした。確かに、妊娠および出産時の全ての処置は、私にとってより一層くつろいだものでした。

ホワイト医師との私の関係は、長くそして幸せなものでした。とりわけ私に対して、そして一般的に〝彼女が診ている女性〟に対する彼女の深い愛情は、私が思うのに、友愛でした……真の友愛。ホワイト医師の役割は、私の為に時々変わりました。最も困難な時期には、多分彼女は私にとって医療に於ける母親でした。

私あるいは他のどんな糖尿病の女性もホワイト医師に捧げることの出来た最高の感謝は、我々の時代の終末まで彼女を敬愛するであろうということです。彼女は、我々の人生を女性そして母親として満足することを可能にして呉れました。

ジョスリン医師の勝利

一九四六年、ジョスリン医師はいわば別の〝白書〟を書き、それはベーカークリニックの構想を予言することになった一九三〇年の彼の挨拶に似ていた。この出版物のタイトルは奇妙なタイトルである。〝理想的な糖尿病ユニット—病院に就いて、しかしかなわない〟。この論文は、彼が生涯に書いた二四〇の様々な論文のいずれとも全く異なったものだった。それはクーリッジ・シェプレイとブルフィンチの建築家ヘンリー・シェプレイとの共著であった。

論文の中で、ＥＰＪは〝明日の糖尿病病院〟は患者の全《あら》ゆる状況に役立つことが必要であろうと強調した。この新しい施設は、〝総合病院でのユニット〟であることが必要であった。次に、彼は病院で治療を必要とした糖尿病患者を言葉で三つのタイプに描写した。世話されるべき患者の三つのカテゴリーの中の第一番目は、〝卓越した専門家〟による対応を必要とした病床患者の人達だった。第二番目のグループは、継続的な管理あるいは積極的な看護を必要とする患者、とりわけ彼等のケアに於いて大幅な（あるいは最初の）変更を持つそんな人達を含んでいた。ケトアシドーシスの初期段階の患者あるいはこのあとに続いて広く認められる事態が一杯のエピソードから回復する人々は、この段階のケアにとって典型的な有資格者だった。ＥＰＪは、動き廻るのが限られているどんな患者をも、とりわけ外科から〝遷移〟をする人々を有資格者のリストに含めた。

第三番目のカテゴリーは、地域を訪れる糖尿病患者および彼等の家族と同様に診療所の患者を含んでいた。ＥＰＪが強調したのだが、このグループは、食事計画で〝徹底的に教え込まれる〟のを必要としたそんな患者達だった。毎日変わった話題の領域に就いてどれでもあるいは全ての教室に頻回に参加すること、そして指示された（正午）食事時間を共有することは、これら通院患者へ彼が期待するところだった。

ケアの第二番目のレベルの有資格者は、患者にとって余り費用のかゝらないことをはっきり示し、異なった管理スタイルを可能にする革新的なデザインを持った場所を求めていると、ＥＰＪは思った。それは、彼が言及したこの病院の別棟〝理想的な糖尿病ユニット〟だった。本質に於いて、入院患者、歩行出来る入院患者そして診療所の患者に関するこの論文の主たるテーマは、彼等が周期的に広範囲にわたる教育的〝治療〟を得られるべきであるということだった。〝治療〟という言葉は、結局ユニットを表現するのに用いられたけれども、彼は〝病院の教育ユニット〟として差し迫って必要とされた新しい場所のことを称していた。彼が以前に一九三〇年の声明書で述べて来た様にこのスペースは、糖尿病患者にとって〝安全な島〟であるべきものだった。

彼の論文は、患者の部屋、食事の調理場、家族の為の見舞い部屋、子供達のユニット、産科領域、歯科と足病変治療クリニックそして患者六十人が入れる講義室に関する建築用のスケッチを含んでいた。実際には、それは一つの屋根の下に全《あら》ゆるサービスを含めて再検討されたベーカークリニックだった。EPJはまた、〝糖尿病患者用のデパート〟は、貧しい人々にも行きわたる、益するものを持つこの病院にあることを示唆した。

EPJは、二度別の機会に患者に適切な教育を施す為の環境を創造することを試みていた。比喩的に表現されれば、これはEPJが打席に立つ三度目だった。そして彼の人生は、彼が八十歳に近づいていたので野球でいえば少なくとも八イニングを迎えていた。アシドーシスからの死の阻止を助けるのに食物配分に関して細心の指示を彼が試みたのは、彼の〝研究〃患者のいく人かの為に代謝測定器具を完備した小さなブロードベックの小別荘に於いてであった。彼は、その時期絶望的で、教育が利用出来る全てであったと後に述べることがあった。ＥＰＪと彼の分身ハワード・ルートは、投与量に就いていささかの躊躇はあったが、新しく発売された商業インスリンを注射する世界で最初の医師となったのは、この同じ小別荘の病室であった。

ベーカークリニックは、歩行出来る患者は板張りの家で生活し、その場所あるいはディーコネス病院の他の場所での講義に出席するという不便さを強いた。ケンモア広場近くで一マイル以上離れている彼の診療所は、三十年間患者と専門職員の生活を複雑なものにして来た。彼は今、たゞ時間の節約だけが一つの屋根の下で全《あら》ゆるカテゴリーの糖尿病患者を収容することに好都合に働いた、と確信を持ってはっきりと述べた。

ジョスリングループは結局、ジョスリンクリニックが独立した病院ユニットとして責任を負うよりもむしろ、看護する職員を持つディーコネス病院に経営譲渡約定を預けるという調整に同意することになった。

この〃糖尿病患者〃病院の為に推奨された検査室には二つのタイプがあった。ひとつは日常的に、迅速に、注意深く検査データを報告する臨床検査室だった。彼が論文を書いた時までに、毛細血管の血糖測定は数量が益々増加していて、主要な病院では商業的方法でほゞ毎日二回なされていた。自動分析器は、この検査室の操業を能率化する筈だったが、十年以上の道程《のり》があった。この特別な施設に彼が推奨した検査室の二番目のタイプは、糖尿病研究の為のものだった。以下の引用文は、彼の場合を述べている。

それ（糖尿病の研究）が、患者という財産あるいは職員の熱意を維持し、そしてその上他の医師達にとっての聖地であることを期待するならば、どんなクリニックにも必須である。糖尿病患者は、流儀がどんなに控え目でも彼等の病気の治療を向上させることを彼等の医師に望んでいる。それ故に、場所は確保されなければならない……特別な研究者の為に。これらは、純粋な化学に於ける研究者の為、代謝ユニットの為、細菌学などの為に収容余地を含んでいたであろう。

糖尿病ユニットは患者に希望を与え、この目的の為にお金がどこから寄付されて来たかを示すことになるであろうと、彼は思った。彼は、糖尿病患者の為の教育ユニットで〝その様な臨床研究〟が国のこの一部分に存在するというちょっとした認識が、〝他の地方に於いて似た様なユニットの構築を促進する助けになる〟ことを望んだ。

彼は年老いるにつれて、この著書の中で行った様に、彼自身の個人的思想を反映した金言あるいは感想を彼の著述の中によりもっとしばしば挿入したものだ。

もし糖尿病患者がクリニックとその医師、彼の親戚と患者自身にとって名誉であるとするならば、彼はボディビルと正に同様に特徴のあるビルディングを必要としていると私は信じる……彼自身および家族の幸福にとって個人的な責任は絶えず育《はぐく》まれ、最も目立つ位置にあるべきであろう……可能な限り、各患者は彼のケアの為に何がしかを支払うべきであろう。

一九五五年：ジョスリンビルディングの開所式

新しいジョスリンビルディングは、一九五五年に開所された。ＥＰＪは、決して満足することはなかった。一年後に、最初のグループが移転することになるジョスリンクリニックの診療所開業と一緒に、四階建てビルディングの外観が完成した。一九五七年の夏までに、歩行出来る入院患者フロアとして二階にある二十四病床ユニットに最初の患者を受け入れた。彼が最初の教育計画を始めた時から四十年という長い年月の終わりに、ジョスリン医師は〝最先端〟の治療センターを手に入れた（図16を参照）。

彼が亡くなる前に書かれることになるジョスリン教科書の最終版への序文で、ジョスリン医師は述べている。

我々自身の病院の教育ユニットは、我々の期待を遙かに凌駕したものである。我々は彼等（糖尿病患者）を、そんな短い時間でそれほど多くの事を決して学ばせてこなかった……我々はこのことを我々の教育指導以上に（しかし）、ここでの一人の患者が別の患者から学ぶという事実の所為《せい》にしている。そしてこのことはしばしば医師が何かを言うよりもずっと価値がある。

現在、ジョスリンクリニックの診療所を訪れた患者は、ジョスリン通りに沿った近代的

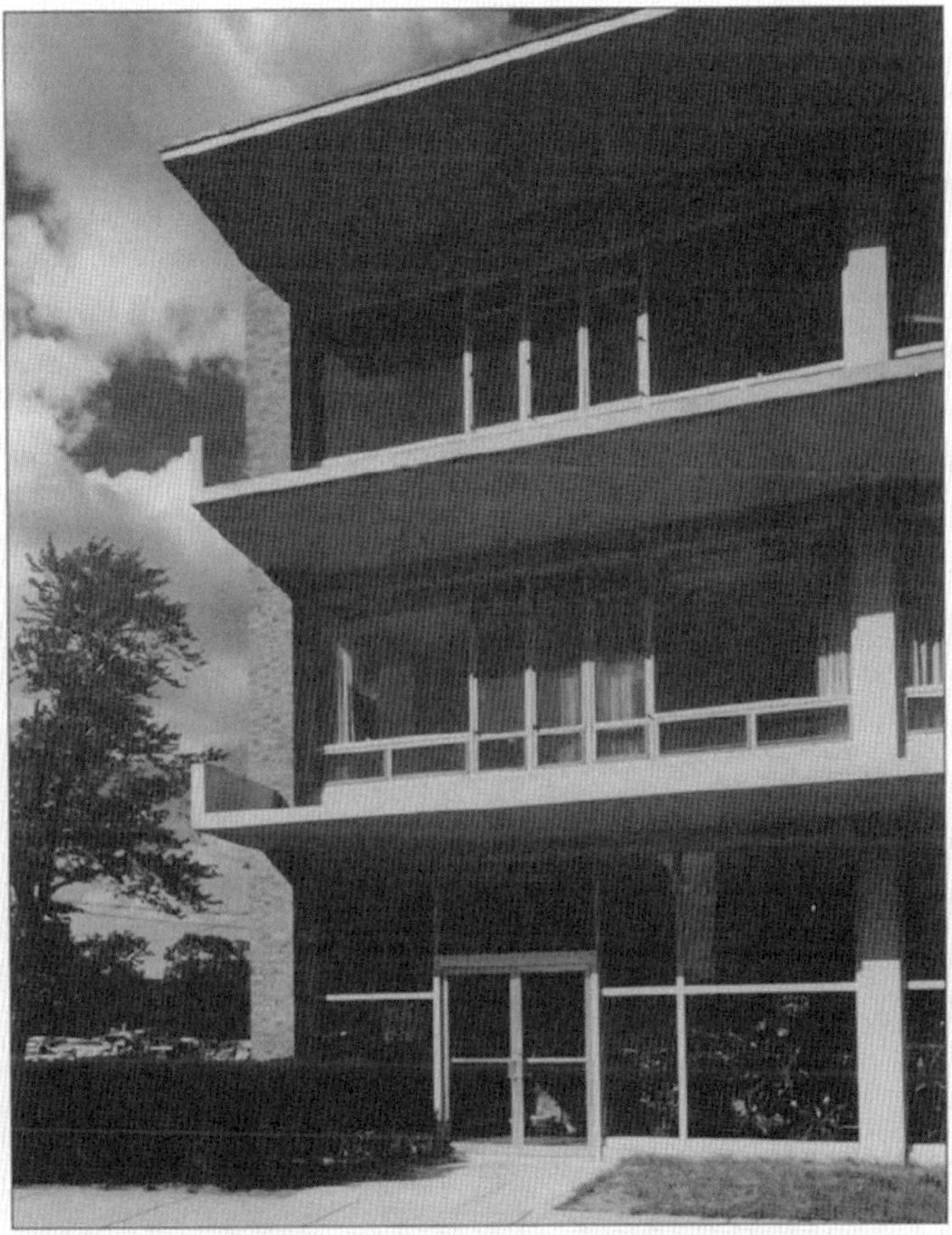

図 16　ジョスリンクリニックの正面玄関―ジョスリン通り（広場）―1957 年

な建物へ入った。ケンモア広場に在る彼の以前の家との対比は、際立つものだった。ロバート・ブラッドリーは、自分としては、〝はち切れんばかりに満員である〞診療業務から狭苦しいそしてしばしばしば役に立たない廊下の外に出ることで救われた。藤杖あるいは車椅子でしばしば支えられた合併症のある患者には、現在、ジョスリン通り一五の玄関に幅広いスロープがあった。それでも多くの患者は、古い様式の家の雰囲気のあるジョスリン一家の医師達を訪れることに郷愁を残しつづけた。

彼の同僚への依存が増したけれども、EPJは彼に残された五年間、数の減った患者を診療し続けた。ジョスリン医師は彼のチームのより若い職員が〝教科書により近いもの〞となり、彼にとって優秀な相談相手になったと思った。EPJが、一九六一年にうっ血性心不全の為に入院させられた時、グループの中で最も若い医師そしてごく新しい二年目のフェローであるヤンガー医師が、彼の主治医になることを強く求めた。彼は、ポール・ダドレイ・ホワイト、有名な心臓病学者の様な彼の昔の学生達のどんな人による診察にも抵抗を示した。EPJは釈明した。〝私の職員として申し分のないどんな医師も、私の医師であることに申し分がない〞。

歩行出来る入院患者、彼の新しいジョスリン糖尿病財団の職員そして結局は研究所の全職員皆が、彼の新しい診療所近くの丁度角にあるピルグリム通りの玄関を使ってビルディングに入った。EPJは、パジェット病様の腰の支えに必要とされた〝忌わしい〟藤杖を使って三ブロック離れた彼のアパートメントへ歩いていくと言い張って譲らなかった。このことは、毎日人通りの多い交差点での歩行を要した。けれども彼は運転手を雇うことを繰り返し拒否した。

誇りにすること——夢が現実のものとなる

EPJと彼のチームは、糖尿病患者（非常に重篤な患者を除いた大部分の類《たぐい》）が一日三〜六回の血糖測定で容易となった自己管理技術を一週間足らずで教え込める様になりえたのを誇りにした。一九六〇年までに、血糖自己測定技術の最初期の形態が利用出来る様になりつつあった。EPJの〝病院教育ユニット〟という表現は、後により一層実用的な名称の〝糖尿病治療ユニット〟に変更された。そこには、栄養士と彼等の助手、大学卆業生のフェローで占められた居間スタイルのテーブルそして上皿自動秤の十分な供給品があった。近代的な屋内体操場は、設備を安全なものに仕上げ、患者の部屋と同じ階にあった。

ジョスリンの幹部達は、年数が経つにつれて次第により多くの問題を抱える様になった患者の管理に組み入れられた。多くの看護師が、〝教育する〟看護師（後に認定糖尿病教育者）として研修し始めた。専門看護師がチームに加えられ、そして患者の幅広い問題の評価を共有した。

週七日間続いた正規の教室での討論とは別に、他の特色が施設を患者にとっての真の教育資料を備えた場所にした。ユニットの糖尿病管理の特色に加えて、各々の患者は男女各々の必要に応じて幅広い集団の相談を受けることが出来た。多くの患者、とりわけ田舎地域からの人々は、彼等の医学的問題の解読を手助けするであろう味方および専門医として〝本物の先生〟に出会うことは決してなかった。多くの都会の住人ですら、平日に不安から救い出して呉れるそれだけの才能ある人に決して出会わなかった。一人の患者が説明した――〝（大都市で）全《あら》ゆる私の（財政的）手段を背景にもってしても、私は出来ない。いいか君、その様な迅速さでもってこのケアの全体を受けることは出来ない〟。

ジョスリンユニットの手順は、患者達に対して病室の医師用記録の彼等自身の写しに、自身が頻回に測定した血糖値を各々図表に表わすことを求めた。医学的に比較的無学の患者でさえも、時宜を得た食事と運動の変量が指示された時にインスリンに対する血糖反応の起こりうるパターンに就いてグラフによる表示という役立つものを手に入れた。この状況に於いて、患者は彼等が病院から解放された時に毎日の日課に於いて必要とされたインスリン投与量の変化を決めることが出来た。これらの患者は、チームによる管理が何を意味するのかを以前には決してなかった様な経験をしていた。ユニットが一九五〇年代の終わりに開所した時、この概念は医師によって滅多に利用されなかった。

インスリン頻回注射の受け入れは、使い捨ておよびよりもっと細いインスリン注射針の登場によって促進された。インスリンの大量投与は、インスリン一回注射の標準的な実施で促進され、その時代の一般社会に於いて非常に普通のことだった。患者は、はなはだしい過食のエピソードと一日中の低血糖症候に就いて不満を訴え始めた。日中により頻回に注射されることで、一回当たりのインスリン量をより少なく投与し始めることが、多くの患者にとってこれらの問題を容易に解決した。

次の二十年の経過を乗り超えて、このユニットは二倍以上の規模となった。ユニットが名付けられたところのＤＴＵ（Diabetes Treatment Unit：糖尿病治療ユニット）は、アレキサンダー・マーブルとアレン・ジョスリンが一九八二年に診療から引退した時までに病床数七十床を超えるまで大きくなっていた。当初のジョスリングループがその新しい診療所へ移った時でさえも、患者紹介の急峻な増加は二人の若い研修医ビル・バドレイ医師とダン・ファーガソン医師の追加を必要とした。この時、ＥＰＪが固執したお陰で、この包括的な訓練プログラムは今日〝積極的管理〟と称されていて、国で正に導かんとしていることだった。

〝ジョスリンの方法〟あるいはジョスリン方式あるいはジョスリン財団にちなんだどんな広告も、これら満足した患者と彼等の家族による推薦の言葉にまさる大きな影響はありえなかったであろう。ＥＰＪの強烈な支持者である〝地下鉄の同窓生〟の顧客等は、続く数年間ジョスリン財団へ寛大にも寄付することになった。かなりの驚くほど多額な寄付が、これらの感謝している患者からあった。一つは遺言による遺贈、そしてＥＰＪの死後直ちに知られる様になったのだが、ジョスリン糖尿病財団の一般的な追悼贈与プログラムによる贈与を含んでいる時、寄付は組織の規模に比例して申し分なく拡がった。

一九七六年に、議会が「糖尿病研究と訓練法」と題した法案を制定した時には、法律制定の技術的な調査を行う設計者の一人が、研究室での進歩を臨床で向上した治療へ〝移そう〟と試みる際に、彼はジョスリン医師のクリニックと研究室のモデルを念頭に置いて計画することを要求した。

ジョスリン医師は、彼の新しい糖尿病センターの中心となる吹抜けにステンシルで印刷された彼のお気に入りの引用文が、さらに多くの患者にとって普遍的なモットーになりつつあると、実際に言うことが出来た。しかし、この金言は彼に最もあてはまっていた様に思われる。〝貴方が永遠に生きるかの様に学びなさい。貴方が明日死ぬかも知れないかの様に生きなさい。〟（セビリアの大司教、大凡《おおよ》そ五七〇―六三六）

我々は糖尿病患者の一生をどの様にして成功あるいは失敗と評価しえようか？　どんな標準にも欠点がある、しかし病気を持った糖尿病患者が病気のない同じ年代の隣人に比べてより長く生きながらえることが出来れば、彼は栄誉を手に入れ、そして傑出したものとして高く評価されるべきであると私は考える。

エリオット・P・ジョスリン―一九三〇

エピローグ：最後の肖像写真

〝どんな年齢でも幸福にかなう最高の保障は仕事にある〟

(Piersol, マニュアル第八版、一二二五頁)

一九六二年、彼が亡くなる前の最後の週に、約十五人の患者を診て、一日二十通の手紙を口述するのを別にして、ジョスリン医師は〝若い人の糖尿病〟と題した医学映画に関与していて忙しかった。彼の仕事は、映画に登場する多くの講師を紹介することだった。それら講師の大部分が、彼の長年にわたる仲間だった。その年に撮影された写真は、彼の診察室で高齢でうれいに沈み、彼の特徴であるチョッキ付きのブルックスブラザーズのツイード製の服に身をつつんで坐っているジョスリン医師を写している（図17参照）。

ジョスリン医師は、たえず懐中時計の側《かわ》と鎖を身につけていた。表示された写真が全身のものであったならば、特別の靴ひもを必要としたボタン付きの長靴を明らかにしたであ

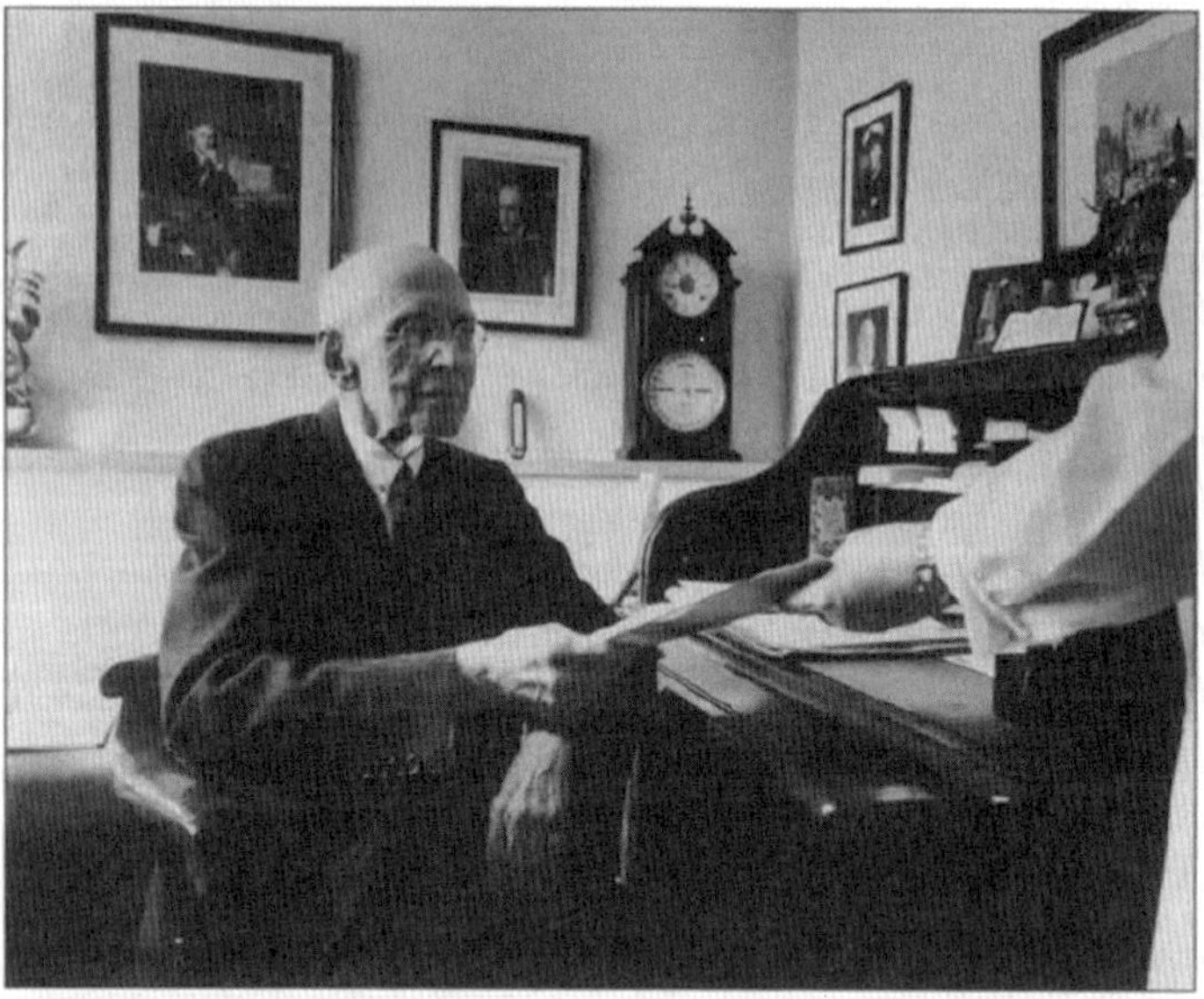

図 17　EPJ (大凡《おおよ》そ 92 歳)、背景に額縁に入った写真と一緒に彼の診察室で

ろう。彼は、一九一二年の〝ボストンの名家出身者〟の態度と服装で最後まで満足し続けた。明らかに、六カ月前にスイスのジュネーブで開催された国際糖尿病連合の会議に出席する為の最後のヨーロッパ旅行から帰国してから、彼の容貌は著しく衰えた。けれども、見る人の心を打つのは、彼の顔に刻まれた深い皺で強調された顔の表情である。彼の全容貌は、驚くべき〝決意〟を意味していた。

エリオット・ジョスリンは、決してあきらめなかった。彼は彼の使命を永遠に追い求めている様に思われた。彼の最後の教科書で、彼は言っていた。

伝道に従事する熱意で、尿糖陰性、正常な血糖とコレステロールによって示される様に病気をコントロールする努力に価値があるという認識を、人は患者の心と魂のみならず患者の医師をも改心させなければならない。

ジョスリン医師のものである額縁に入った写真が、彼の息子（アレン）の家の広間の戸棚に保管されていて数年前に発見された。それは、十八世紀のイギリスの牧師ジョン・ウェスリー（訳者註：一七〇三～一七九一年、イギリスの福音主義者でメソジスト教会の創始者）の大きな肖像写真だった。彼等の類似点は多い。

ウェスリーとジョスリンは、両者とも伝道師だった。汽車、船そして後に飛行機によって、ジョスリンと彼の弟子は〝聖書〟――ジョスリンの改訂されたマニュアルと教科書の一揃いを携えて旅をした。彼等は、ジョスリン医師の福音書を伝道した。〝日々の運動と少ない食事に細心の注意を払って正しく生活することが、多くの糖尿病性合併症の恐怖を制御する〟。あるいは、彼はまた言ったであろうけれど、〝糖尿病のコントロールは報われる〟。

皮肉にも、一型糖尿病をコントロールすることに関しての苦い議論が解決されるのは、ジョスリン医師が医学生として糖尿病に就いて彼の最初の論文を発表した時から丁度一世紀後（一九九三年）のことだった。その年に、糖尿病コントロールと合併症試験（The Diabetes Control and Complications Trial：DCCT）の成績が発表された。積極的な糖尿病治療が合併症を阻止あるいは遅延させることが、疑いないことを証明していた。そしてその成果は疾病がどの病状の段階で調査されたかに依存していた。

恐らく、次の世紀はジョスリン医師と同じ様に有能な教育者を迎えているであろう――

ＥＰＪが述べた様に。〝病状を持った人々の為に糖尿病を研究しそしてケアする〟、その共通の目的に向かって同じくひっきりなしにインターネットに〝乗ったり〟あるいは旅行する人。そして多分、その人はジョスリン医師の夢を拡げそして治療を見い出すであろう。
ウェスリーの言葉は、ＥＰＪの長い生涯に就いて不可欠な要素を正しく述べている。

貴方が出来る全《あら》ゆる良いことを行いなさい
貴方が出来る全《あら》ゆる手段によって
貴方が出来る全《あら》ゆる流儀で
貴方が出来る全《あら》ゆる場所で
貴方が出来る全《あら》ゆる時に
貴方が出来る全《あら》ゆる人々に
貴方が出来る全《あら》ゆる限りずっと

ジョン・ウェスリーの規則

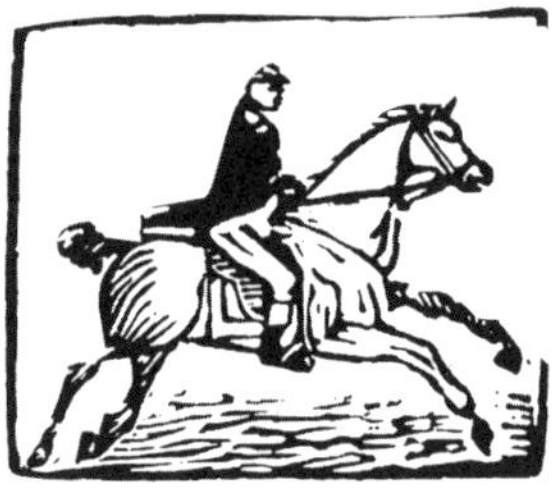

図 18　馬の背に乗る男

訳者あとがき

ジョスリン医師は、インスリン発見前後に活躍した多くの先駆者の中で、今日に至っても世界的にその存在が広く知られています。彼が創始したジョスリンクリニックは、発展して現在のジョスリン糖尿病センターとしてその伝統を今に伝えています。ボストンにあるこの施設は、糖尿病研究のメッカの一つに数えられ、わが国のみならず世界各国から多くの研究者が集う場所としても、その名が世界的に広く知られています。しかし、彼の名前が広く世界に知られているのには、彼の糖尿病という病気へのアプローチの仕方、および病気に苦しむ患者さんとその家族への思い遣りのある真摯な取り組み方に多くの人々が魅了されて止まないからです。患者さんに接するその姿勢は、厳しさの中に深い愛情が込められているからに他ならないのは、本書に綴られた端端に窺えます。また、未だに多くの糖尿病の臨床医および研究者から、世界的に彼が敬慕されている背景にはその先見性も無視出来ないことです。

本書の中で、彼の診療所の部屋に登場して来る、目につく三つの品の一つに〝黒い表紙の台帳〟があります。それは、ジョスリン医師を中心にジョスリンクリニックの先生方が診察した糖尿病患者さんの記録でした。この長年に亘る診療録は、今日の糖尿病疫学調査のお手本になったばかりか、良好な血糖コントロールの長期維持が糖尿病性合併症の発症・進展の阻止・遅延に寄与することの重要なエビデンスを提供し、これらに関連した今日の大規模スタディの走りとも言えました。この先駆的な仕事は、後の一型糖尿病患者を対象としたアメリカの Diabetes Control and Complications Trial（ＤＣＣＴ）や二型糖尿病患者を対象としたイギリスの United Kingdom Prospective Diabetes Study（ＵＫＰＤＳ）などに引き継がれ、今日広く支持されることとなりました。更に、糖尿病ケアという臨床的視点からは、インスリン発見前にジョスリン医師が糖尿病診療で苦労した実情が読み取れるばかりか、患者さんの自己管理の生き生きとした実態がノーベル生理学・医学賞の受賞者となる、若き日のジョージ・リチャーズ・マイノット博士の日常生活を通して窺い知れます。また、今日ほど医療内容の充実していなかった当時、時として危険を伴ったのが妊娠・出産です。相互に不安を抱えながら、親身になって妊婦に接する医師の愛情そしてそれに信頼を寄せる患者さんとその家族との間に繰り広げられるドラマは、読む者をして感激させないではおかないもので、本書で紹介された患者さんの手記に読みとれます。同時に、多くの患者さんの療養生活の描写を通して、その悲惨さが否応無しに思い知らされるのです。そんな糖尿病の療養生活にあって、医療チームによるケアが今日では当たり前となっています。その中心的な役割の一つを担うのが看護師で、今日の糖尿病のチーム・ケアの原型をジョスリン医師の試みに窺うことが出来ます。本書を読むことで、今日ではごく当たり前となっている糖尿病ケアの元を辿ることが出来るばかりか、医療関係者には糖尿病診療の在り方を今一度見直す良い機会にもなり得るのではと思います。一方、糖尿病患者さんとその家族にとっては、インスリン発見前後の糖尿病療養生活の厳しさの一端を垣間見ることで、今一度御自身の療養生活の姿勢を反省する切っ掛けにでもなればと願っています。

本書の元になる原書は〝ジョスリン糖尿病センター開設百周年記念〟を祝して、一九九八年十月二十三日〜二十五日にアメリカのボストンで開催されたシンポジウム〝Diabetic Complications Conference〟に際して、出席者に配られた記念品です。筆者も招待されて、当シンポジウムに於いて〝Cytokines and Growth Factors〟のセッションの座長を務めさせていただきました。わが国からは、筆者の他に滋賀医科大学の吉川隆一、柏木厚典の両先生、九州大学の梅田文夫先生らが招かれていました。糖尿病性合併症の領域では、当時の世界の著名な先生が一堂に会し、活気の溢れる議論が繰り広げられた三日間でした。

余談になりますが、パーティ会場でミシガン大学のダグラス・グリーン教授、吉川隆一教授と筆者の三人がワイン片手に歓談していました。そんな最中に、胡麻塩頭の眼鏡をかけた男性が会場に現われるや否や、そのままにこにこ顔で突然我々の輪の中に溶け込まれました。明日はサンフランシスコで子供の教育の大切さを講演するなどと、暫く談笑して去って行かれました。去られた後、顔を見合わせた三人は相互に、知り合い？ とたずね合う始末でしたが、誰も知り合いではありませんでした。その人は、当時アメリカ大統領候補と呼び声の高かったコリン・パウエル陸軍大将でした。私には、そんな出来事などが懐かしく思い出される本書です。

本書は元々、出版を考えて翻訳されたものではなく、日本糖尿病協会の機関誌である「さかえ」の編集長 伴野祥一先生から「糖尿病治療の歴史」の執筆を依頼されたのが切っ掛けで、その一資料として自分の為に訳したものです。しかし、多忙を極めていた私は編集長の依頼を全うすることなく今日に至り、申し訳なく思っています。この度、はからずも本書が日本糖尿病協会の御骨折りで、ライフサイエンス出版から刊行される運びとなりましたが縁の深さを覚えるばかりです。出版に際して御尽力いただきました日本糖尿病協会の理事長 清野裕先生と事務局長 堀田裕子さん、ライフサイエンス出版の米川彰一氏、そして私の秘書である寺本麻由さんに厚くお礼を申し上げます。そして、翻訳の許可を与えて下さった本書の著者ドナルド・M・バーネット医師そしてジョスリン糖尿病センターのスーザン・D・シェストレムさんに心よりお礼を申し上げます。

〝糖尿病の臨床の父〟と敬慕されるジョスリン医師の生涯がまとまった内容でわが国にはじめて紹介されることになる本書が、糖尿病の療養生活を送られてみえる患者さんとその家族の方々に少しでも潤いのある人生をもたらす一助になることを願うものです。そしてまた、本書を手にされた医師、看護師、栄養士をはじめとした医療スタッフの方々が、日常の糖尿病診療あるいは研究にのぞんで、本書が少しでもお役に立つことになればと願って、訳者あとがきにかえさせていただきます。

二〇一六年十一月吉日

世界糖尿病デー十周年を迎えて

堀田　饒

マックレスター、ジェームズ・S　*59*
マーブル、アレキサンダー　*5, 96, 98, 99, 100, 106, 131, 158*
マリー　*61*
マロリー医師　*42*

[ミ]
ミニエ・K　*141*
ミンコウスキー、オスカー　*28*

[メ]
メリング、フォン　*28*

[ヤ]
ヤンガー医師　*154*

[ラ]
ラックマン医師　*69, 70, 72*
ラヘイ、フランク・H　*101, 124*

[リ]
リノルド、アルバート　*5, 106, 133*

[ル]
ルイス夫人　*92, 113*
ルスク、グラハム　*46*
ルート、ハワード　*3, 5, 60, 88, 96, 98, 99, 103, 127, 131, 149*

[レ]
レザービー夫人　*92, 113*

[ロ]
ローリー、リチャード　*122*

[テ]
ティトゥス医師　*140*

[ト]
トルストイ、エドワード　*130*

[ナ]
ナウニン　*21*

[ノ]
ノルデン、カール・フォン　*91*

[ハ]
ハーゲドン、H・C　*115*
バウアー　*124*
パットナム、ジェームス・ジャクソン　*30, 33*
パットナム、フランシス・カボット　*33〜38*
バドレイ、ビル　*158*
バリー、ウィリアム　*122*
バンティング、フレデリック　*39, 69*

[ヒ]
ピアボディ、アメリア　*106*
ピアボディ、フランシス　*73*
ヒギンス、メアリ　*26, 27*
ビーザム、ウィリアム　*104*
ピット　*60*
ヒットラー　*99*
ヒューズ、チャールズ・エヴァンス　*69*

[フ]
ファーガソン、ダン　*158*
フオリン、オットー　*77*
ブラッドリー、ロバート　*5, 105, 154*
ブリス、マイケル　*63*

[ヘ]
ベーカー、ジョージ・F　*43, 93*
ヘイスティングス、バイド　*133*
ベスト、チャールズ　*39, 99, 114, 115*
ベネディクト、フランシス　*44〜46*

[ホ]
ホワイト、プリシラ　*5, 33, 51, 67, 96, 100, 101, 119, 138〜145*
ホワイト、ポール・ダドレイ　*154*
ホルト、アンナ　*119*

[マ]
マーフィー医師　*73*
マイノット、ジョージ　*68〜74, 82*
マイノット、マリアン　*72, 73*
マクキトリック、リーランド　*103*
マッケイ、ハリエット　*75, 77〜79*

人名索引

[ア]
アレン、フレデリック　*38〜43, 45, 48, 50, 69*

[ウ]
ウェスリー、ジョン　*13, 164, 165*
ウェルチ医師　*19*
ウォレン、シールド　*67, 103*
ウーサイ、B・A　*96, 115*

[エ]
エゼキエル　*63*
エジソン、トマス　*43*
エマソン、ラルフ・ワルドー　*36*

[オ]
オスラー、ウィリアム　*18〜20, 22, 28, 58*
オットー、メアリ　*5*
オピー、ユージン　*19*

[カ]
ガレスピー、ルカ　*140*
カーリー市長　*125*

[ク]
クッシング、ハーベイ　*48*
クラール、レオ・P　*5, 105, 116*
グリーリ、ヒュー　*35*

[ケ]
ケーヒル、ジョージ　*133*
ケリー医師　*87*
ケンセス夫人　*78*

[サ]
サム・R　*77〜79, 82, 116*

[シ]
シェイプレイ、クーリッジ　*146*
シェイプレイ、ヘンリー　*146*
シッパースティン　*133*
ジョスリン、アレン　*5, 104, 158, 163*
ジョスリン2世、エリオット・P　*5*
ジョスリン、エリオット・プロクター　*2〜7, 9〜15, 17, 20, 22, 23, 25〜38, 41〜46, 48〜52, 54〜71, 74〜78, 80〜89, 91〜96, 98〜109, 111, 113〜117, 119〜125, 127, 128, 130〜135, 137, 138, 141, 142, 146〜149, 152, 154〜156, 158〜165*
ジョスリン、エリザベス・デニー　*5, 13, 14*
ジョスリン、サラ・プロクター　*32, 38*
ジョスリン、バーバラ　*119*
ジョージ・B　*109*

[ス]
スピロ、ロバート　*132〜134*

訳者略歴

堀田　饒（ほった にぎし）

名古屋大学大学院医学研究科修了後、名古屋大学医学部第三内科教授、名古屋大学大学院医学研究科代謝病態内科学教授、労働者健康福祉機構 中部ろうさい病院院長などを経て、現在中部ろうさい病院名誉院長、名古屋大学名誉教授。

訳書に『インスリンの発見』マイケル・ブリス著（朝日新聞社）、『疾患と臨床検査』ジェロム・J・ベルナー（共訳、医歯薬出版）など。そのほか，『内科学』（共著、朝倉書店）、『糖尿病―予防と治療のストラテジー』（共著、名古屋大学出版会）、『人を活かす組織の意識改革―何が病院を変えたのか』（昭和堂）、『切手にみる糖尿病の歴史』（ライフサイエンス出版）等の著書がある。

エリオット・P・ジョスリン
糖尿病診療のパイオニア

2016年12月26日発行
著　者　ドナルド・M・バーネット
訳　者　堀田　饒
発行所　ライフサイエンス出版株式会社
〒103-0024 東京都中央区日本橋小舟町8-1
TEL 03-3664-7900（代） FAX 03-3664-7734
http://www.lifescience.co.jp/
印刷所　三報社印刷株式会社
製本所　株式会社渋谷文泉閣

Printed in Japan
ISBN 978-4-89775-350-8 C1047